中医医院感染管理三基手册

郭利平　张　静　主编

天津出版传媒集团

天津科学技术出版社

图书在版编目(CIP)数据

中医医院感染管理三基手册 / 郭利平, 张静主编.
天津: 天津科学技术出版社, 2025. 1. -- ISBN 978-7
-5742-2680-7

Ⅰ. R197.323.4-62

中国国家版本馆 CIP 数据核字第 2025SB3832 号

中医医院感染管理三基手册
ZHONGYI YIYUAN GANRAN GUANLI SANJI SHOUCE
责任编辑:孟祥刚
责任印制:刘　彤

出　　版: **天津出版传媒集团**
　　　　　　 天津科学技术出版社
地　　址: 天津市西康路 35 号
邮　　编: 300051
电　　话: (022)23332490
网　　址: www.tjkjcbs.com.cn
发　　行: 新华书店经销
印　　刷: 天津中图印刷科技有限公司

开本 880×1230　1/32　印张 9　字数 260 000
2025 年 1 月第 1 版 1 次印刷
定价:78.00 元

编委会名单

前　言

　　中医将感染人体的致病因子统称为"邪气"，包含而不限于今天说的病毒、细菌、灰尘等微细颗粒、臭气毒气等有害气体。"邪气"传染性强且易造成流行，历代医家积极寻求预防治疗之法，逐步形成了完善的理论、成熟的技术，这是中华文明的辉煌篇章。古人早已提出隔离病患、消毒、保持环境卫生及个人卫生、不去疫病流行的区域等，并将其作为防护的第一要素。首先，"避其毒气，重视隔离"，即为不要主动接触病邪，避免和患者相接触以及限制地域活动等。《云梦秦简》所载的麻风病人被送入"疠迁所"进行隔离，为隔离病患的最早记载。其次，环境卫生消毒方面，《肘后备急方》中介绍了用艾叶烟熏消毒预防传染的方法："以艾灸病人床四角，各一壮，令不相染。"用艾叶、石菖蒲、苍术等药物熏室、蒸煮衣物可起到清洁空气、消毒衣物、净化饮用水及避免虫害的作用。同时还可利用悬挂佩戴药物、塞鼻、点眼、取嚏、粉身及涂抹、药浴等方式进行个人防护。对病人的痰液、屎尿以及呕吐物等，则采用洒石灰消毒。这些措施可有效防止就诊期间的"邪气蔓延"。另外在就诊个人防护措施中，古代医家还提出一些隔离措施。杨栗山《寒温条辨》："须谨不封口，视今日何风。如属东南风，则直向西北方侧坐，切不可使患者之气顺风吹入吾口，又须闭口不言。"陈耕道《疫痧草》："凡入疫家视病……宜远坐不宜近对，即诊脉看喉，亦不宜与病者正对，宜存气少言，夜勿宿病家。"如有"邪气"蔓延播散，需迅速切断传播途径，《左传》有"国人逐瘈狗"的记载，说明当时已经知道消灭狂犬病的病源。另外我国还开创了狂犬病及天花等疾病预防接种的先河。综上，中医学在各类疾病消毒、传播途径方面形成了系统的学术理论，积累了丰富的临床经验,尤其在预防隔离方面发挥了极其重要的作用。现代医学将"细菌"和"病毒"与传染病的关联性确认之后,直接确立了有害微生物与流行传染病之间的病原学联系,而医院作为主要的病患聚集之地,也只各种病原微生物的滋生之地,所以如何做好医院感染控制,已成为重要工作。

编者根据医院感染相关法律法规、国家标准、地方标准、行业规范、工作要求等,特别是近年修订的各项标准规范,结合中医医院临床工作特点,梳理"基本理论、基本知识、基本技能",编写了《中医医院感染管理三基手册》。主要内容包括医院感染的诊断及预防控制,手卫生、清洁消毒、隔离技术、医疗废物处置,中医诊疗技术感染防控,重点环节、重点科室感染防控等理论知识,个人防护用品使用、环境卫生学标本采集、微生物标本采集等技能操作。本书适用于中医医院感染控制人员、临床医务人员、医学生参考使用,也适用于综合医院、基层医院等中医科室参考使用。愿这本手册能够成为临床医务人员学习医院感染防控知识的重要参考。

由于医院感染防控知识不断更新,在编写过程中有疏漏之处,望感染防控专家和广大读者不吝赐教!

编 者

2024 年 3 月

目 录

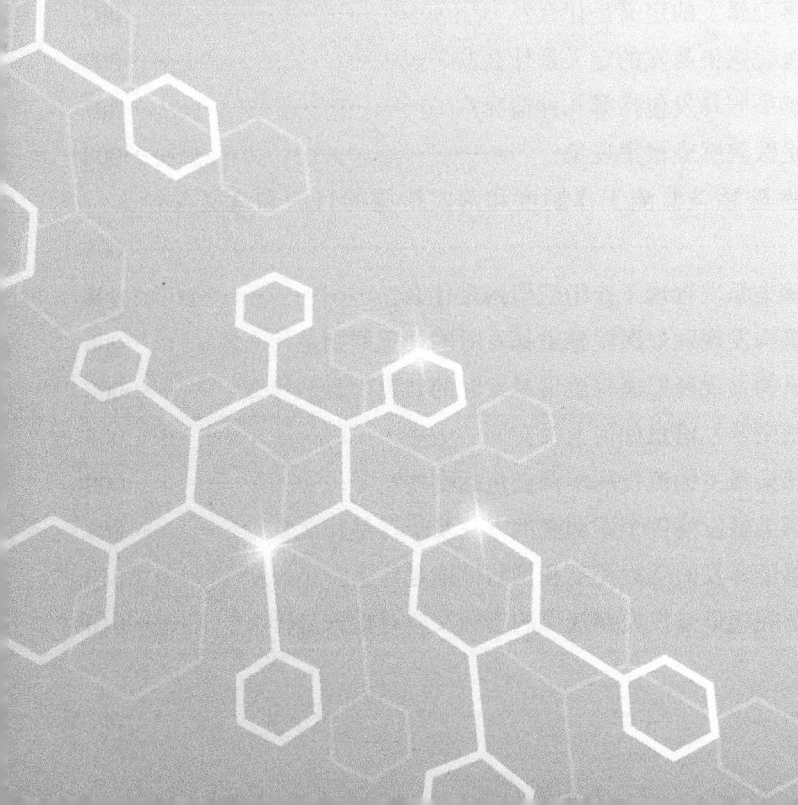

第一篇

医院感染管理

第一篇　医院感染管理

1. 什么是医院感染?

答: 医院感染是指住院病人在医院内获得的感染,包括在住院期间发生的感染和在医院内获得出院后发生的感染;但不包括入院前已开始或入院时已存在的感染。医院工作人员在医院内获得的感染也属于医院感染。

2. 医院感染的人群包括哪些?

答: 住院病人和医院工作人员。

3. 医院感染有哪几种情况?

答: (1)无明确潜伏期的感染,规定入院48h后发生的感染为医院感染;有明确潜伏期的感染,自入院时起超过平均潜伏期后发生的感染为医院感染。

(2)本次感染与上次住院有直接关系。

(3)在原有感染基础上其他部位出现新的感染(除外脓毒血症迁徙灶),或在原感染已知病原体基础上又分离出新的病原体(排除污染和原来的混合感染)的感染。

(4)新生儿在分娩过程中和产后获得的感染。

(5)由于诊疗措施激活的潜在性感染,如疱疹病毒、结核杆菌等的感染。

(6)医务人员在医院工作期间获得的感染。

4. 什么是医院感染监测?

答:长期、系统、连续地收集和分析医院感染在一定人群中的发生、分布及其影响因素,并将监测结果报送和反馈给有关部门和科室,为医院感染的预防、控制和管理提供科学依据。

5. 医院感染监测的范围是什么?

答:监测范围分为全院综合性监测和目标性监测。

全院综合性监测为对住院患者和医院工作人员的医院感染情况的监测。

目标性监测包括手术部位感染监测、重症监护病房(ICU)医院感染监测、新生儿病房医院感染监测、细菌耐药性监测、临床抗菌药物使用监测、门诊血液透析感染事件监测及门诊血液透析患者血源性病原体监测、医院工作人员感染性疾病职业暴露监测、手卫生监测、医院环境卫生学及消毒灭菌效果监测。

6. 手术部位感染监测内容是什么?

答:基本情况:监测月份、住院号、科室、床号、姓名、性别、年龄、调查日期、疾病诊断、切口类型(清洁切口、清洁—污染切口、污染切口)。

手术资料:手术日期、手术名称、风险因素评分标准[包括手术持续时间、手术切口清洁度分类、美国麻醉医师协会(ASA)身体状况分级]、围手术期抗菌药物使用情况、手术医师、术中失血量、手术时间、术中保温、术中血糖、是否置入植入物等。

手术部位感染情况:感染日期、感染部位与诊断、病原体及其耐药性。

7. ICU医院感染监测内容是什么?

答:基本情况:监测月份、住院号、科室、床号、姓名、性别、年龄、疾病诊断、疾病转归(治愈、好转、未愈、死亡、其他)。

医院感染情况:感染日期、感染诊断、感染与侵入性操作(如中心静脉插管、泌尿道插管、使用有创呼吸机)相关性、手术情况、病原体培养标本名称、送检日期、检出病原体名称、药物敏感试验结果。

ICU患者日志:新住进患者数、住院患者数、中心静脉插管、泌尿道插管及使用有创呼吸机人数、临床病情分类等级及分值。

8. 新生儿病房医院感染监测内容是什么?

答:基本情况:住院号、姓名、性别、出生天数、出生体重。

医院感染情况:感染日期、感染诊断、感染与侵入性操作(脐或中心静脉插管、使用有创呼吸机)相关性、手术情况、病原体培养标本名称、送检日期、检出病原体名称、药物敏感试验结果。

新生儿日志:新住进新生儿数、住院新生儿数、脐或中心静脉插管及使用有创呼吸机新生儿数。

9. 细菌耐药性监测内容是什么?

答:监测细菌种类、药物敏感试验结果。即临床分离细菌耐药性,包括临床上一些重要的耐药细菌的分离率,如耐碳青霉烯肠杆菌(CRE)[重点监测耐碳青霉烯肺炎克雷伯菌(CRKP)及耐碳青霉烯大肠埃希菌(CREC)]、耐碳青霉烯鲍曼不动杆菌(CRAB)、耐碳青霉烯铜绿假单胞菌(CRPA)、耐甲氧西林金黄色葡萄球菌(MRSA)、耐万古霉素肠球菌(VRE)等。

10. 临床抗菌药物使用监测内容是什么?

答:基本情况:监测日期、住院号、科室、床号、患者姓名、性别、年龄、疾病诊断、切口类型(清洁切口、清洁-污染切口、污染切口、感染切口)。

使用抗菌药物资料:感染(全身感染、局部感染、无感染),全身用药方式(不包括局部给药),用药目的(治疗用药、预防用药、预防加治疗用药),联合用药(单用、二联、三联、四联及以上),细菌培养结果,使用抗菌药物名称,使用日剂量,用药天数,给药途径(口服、肌内注射、静脉注射或静脉滴注、其他)。

11. 门诊血液透析感染事件的监测内容是什么?

答:监测门诊血液透析感染事件发生情况,主要包括使用抗菌药物(包括口服、肌注和静脉使用所有抗细菌药物和抗真菌药物)、血培养阳性和血管通路部位出现脓液、发红或肿胀加剧3类。

12. 门诊血液透析患者血源性病原体监测内容是什么?

答:门诊血液透析患者基本情况(姓名、性别、年龄)、感染风险因素、血源性病原体筛查及复查情况等。

13. 医院工作人员感染性疾病职业暴露监测内容是什么?

答:职业暴露发生经过、原因,患者病原携带情况、暴露方式、处理措施及感染情况等信息。

14. 医院感染暴发的定义是什么?

答:在医疗机构或其科室的患者中,短时间内发生3例以上同种同源感染病例的现象。

15. 疑似医院感染暴发的定义是什么?

答:在医疗机构或其科室的患者中,短时间内出现3例以上临床症候群相似、怀疑有共同感染源的感染病例的现象;或者3例以上怀疑有共同感染源或共同感染途径的感染病例的现象。

16. 医院感染假暴发包括哪几种情况?

答:疑似医院感染暴发,但通过调查排除暴发,而是由标本污染、实验室错误、监测方法改变等因素导致的同类感染或非感染病例短时间内增多的现象。

17. 什么是医院感染聚集现象?

答:在医疗机构或其科室的患者中,短时间内发生医院感染病例增多,并超过历年散发发病率水平的现象。

18. 建立医院感染监测工作制度和落实措施的目的和意义是什么?

答:及时发现医院感染散发病例、医院感染聚集性病例和医院感染暴发。

19. 医院感染暴发管理工作组织架构是什么?

答:医疗机构应建立医院感染管理部门牵头、多部门协作的医院感染暴发管理工作机制,成立医院感染应急处置专家组,指导医院感染暴发调查及处置工作。

20. 医疗机构发现疑似医院感染暴发时的处置原则是什么?

答:要遵循边救治、边调查、边控制、妥善处置的基本原则。

21. 医疗机构发现疑似医院感染暴发时的处置内容是什么?

答:分析感染源、感染途径,及时采取有效的控制措施,积极实施医疗救治,控制传染源,切断传播途径,并及时开展或协助相关部门开展现场流行病学调查、环境卫生学检测,以及有关标本采集、病原学检测等工作。按照《医院感染管理办法》《医院感染暴发报告及处置管理规范》的要求,按时限上报。

22. 医院感染暴发信息如何上报?

答:报告包括初次报告和订正报告。初次报告:①当医院发现以下情形时,应当于12h内向所在地县级卫生行政部门报告,并同时向所在地疾病预防控制机构报告:A.5例以上疑似医院感染暴发;B.3例以上医院感染暴发。②如发生下列情况,应当按照《国家突发公共卫生事件相关信息报告管理工作规范(试行)》的要求,在2h内向所在地县级卫生行政部门报告,并同时向所在地疾病预防控制机构报告。所在地的县级卫生行政部门确认后,应当在2h内逐级上报至省级卫生行政部门。省级卫生行政部门进行调查,确认发生以下情形的,应当在2h内上报至国家卫生行政部门:A.10例以上的医院感染暴发;B.发生特殊病原体或新发病原体的医院感染;C.可能造成重大公共影响或者严重后果的医院感染。订正报告应在暴发终止后一周内完成。

23. 医院感染暴发的流行病学调查包括哪些?

答:(1)初步了解现场基本信息,包括发病地点、发病人数、发病人群特征、起始及持续时间、可疑感染源、可疑感染病原体、可疑传播方式或途径、事件严重程度等,做好调查人员及物资准备。

(2)分析医院感染聚集性病例的发病特点,计算怀疑医院感染暴发阶段的感染发病率,与同期及前期比较,确认医院感染暴发的存在。

(3)结合病例的临床症状、体征及实验室检查,核实病例诊断,开展预调查,明确致病因子类型。

(4)确定调查范围和病例定义,开展病例搜索,进行个案调查。

(5)对病例发生的时间、地点及人群特征进行分析。

(6)综合分析临床、实验室及流行病学特征,结合类似医院感染发病的相关知识与经验,可采取分析。

24. 医院感染暴发病例个案调查的方法及步骤是什么?

答:(1)基本信息:时间、地点、人群分布特征,流行病学史(流行病学包括病例对照研究、队列研究、现场实验研究;分子流行病学研究包括感染源及感染途径),临床表现和(或)实验室检查结果等。

(2)通过查阅病历资料、实验室检查结果等各种信息化监测资料以及临床访谈、报告等进行病例搜索。

(3)开展病例个案调查(一般包括基本信息、临床资料、流行病学资料),获得病例的发病、诊治过程等详细信息。

25. 医院感染暴发的感染控制和预防措施是什么？

答:(1)积极救治感染患者,对其他可能的感染患者要做到早发现、早诊断、早隔离、早治疗,做好消毒隔离工作。

(2)对与感染患者密切接触的其他患者、医院工作人员、陪护人员、探视人员等进行医学观察,观察至该病的最长潜伏期或无新发感染病例出现为止。停止使用可疑污染的物品,或经严格消毒与灭菌处理及检测合格后方能使用。

(3)根据发生医院感染暴发的特点,切断其传播途径,其措施应遵循《医院隔离技术标准》WS/T311的要求。

(4)对免疫功能低下、有严重疾病或有多种基础疾病的患者应采取保护性隔离措施,在需要的情况下可实施特异性预防保护措施,如接种疫苗、预防性用药等。医务人员也应按照相关要求做好个人防护。

26. 评价医院感染暴发控制效果的指标及应对措施是什么？

答:(1)1周内不继续发生同类新发感染病例,或发病率恢复到医院感染暴发前的平均水平,说明已采取的控制措施有效。

(2)若医院新发感染病例持续发生,应分析控制措施无效的原因,评估可能导致感染暴发的其他危险因素,并调整控制措施,如:暂时关闭发生暴发的部门或区域,停止接收新入院患者;对现住院患者应采取针对防控措施。情况特别严重的,应自行采取或报其主管卫生行政部门后采取停止接诊的措施。

27. 发生哪些医院感染暴发的情形时,应当12h内上报属地卫生行政部门？

答:(1)5例以上医院感染暴发。

(2)医院感染暴发直接导致患者死亡。

（3）医院感染暴发导致3人以上人身损害。

医疗机构经调查证实发生以上情形时，应当于12h内向所在地的县级地方人民政府卫生行政部门报告，并同时向所在地疾病预防控制机构报告。所在地的县级地方人民政府卫生行政部门确认后，应当于24h内逐级上报至省级人民政府卫生行政部门。省级人民政府卫生行政部门审核后，应当在24h内上报至国家卫生行政部门。

28. 发生哪些医院感染暴发的情形时，应当2h内上报属地卫生行政部门？

答：（1）10例以上的医院感染暴发事件。
（2）发生特殊病原体或者新发病原体的医院感染。
（3）可能造成重大公共影响或者严重后果的医院感染。

医疗机构经调查证实发生以上情形时，应当按照《国家突发公共卫生事件相关信息报告管理工作规范（试行）》的要求进行报告，2h内上报属地卫生行政部门。

29. 甲类传染病有哪些？

答：甲类传染病有鼠疫和霍乱。

30. 乙类传染病有哪些？

答：乙类传染病有严重急性呼吸综合征（SARS）、艾滋病、病毒性肝炎、脊髓灰质炎、人感染高致病性禽流感、麻疹、流行性出血热、狂犬病、流行性乙型脑炎、登革热、炭疽、细菌性和阿米巴痢疾、肺结核、伤寒和副伤寒、流行性脑脊髓膜炎、百日咳、白喉、新生儿破伤风、猩红热、布鲁氏菌病、淋病、梅毒、钩端螺旋体病、血吸虫病、疟疾、新型冠状病毒感染、猴痘。

31. 丙类传染病有哪些？

答：丙类传染病有流行性感冒、流行性腮腺炎、风疹、急性出血性结膜炎、麻风病、流行性和地方性斑疹伤寒、黑热病、包虫病、丝虫病、手足口病,除霍乱、细菌性和阿米巴痢疾、伤寒和副伤寒以外的感染性腹泻病。

32. 采取"乙类甲管"的传染病有哪些?

答:乙类传染病中严重急性呼吸综合征、炭疽中的肺炭疽和人感染高致病性禽流感采取甲类传染病的预防、控制措施。

33. 医疗机构传染病处置原则是什么?

答:应当对传染病做到早发现、早报告、早隔离、早治疗,切断传播途径,防止扩散。

34. 医疗机构发现传染病时处置要点是什么?

答:应在规定时限内上报感染管理部门,根据疾控部门要求对病人、病原携带者、疑似病人和密切接触者,予以隔离、治疗及相应管理,并对被传染病病原体污染的场所、物品以及医疗废物按规定消毒或无害化处置。

35. 医疗机构发现甲类传染病时应当及时采取哪些措施?

答:医疗机构发现甲类传染病时应:

(1)对病人、病原携带者,予以隔离治疗,隔离期限根据医学检查结果确定。

(2)对疑似病人,确诊前在指定场所单独隔离治疗。

(3)对医疗机构内的病人、病原携带者、疑似病人的密切接触者,在指定场所进行医学观察和采取其他必要的预防措施。

36. 医疗机构发现乙类或丙类传染病时应当及时采取哪些措施?

答:医疗机构发现乙类或丙类传染病时,应当根据病情采取必要的治疗和控制传播措施。

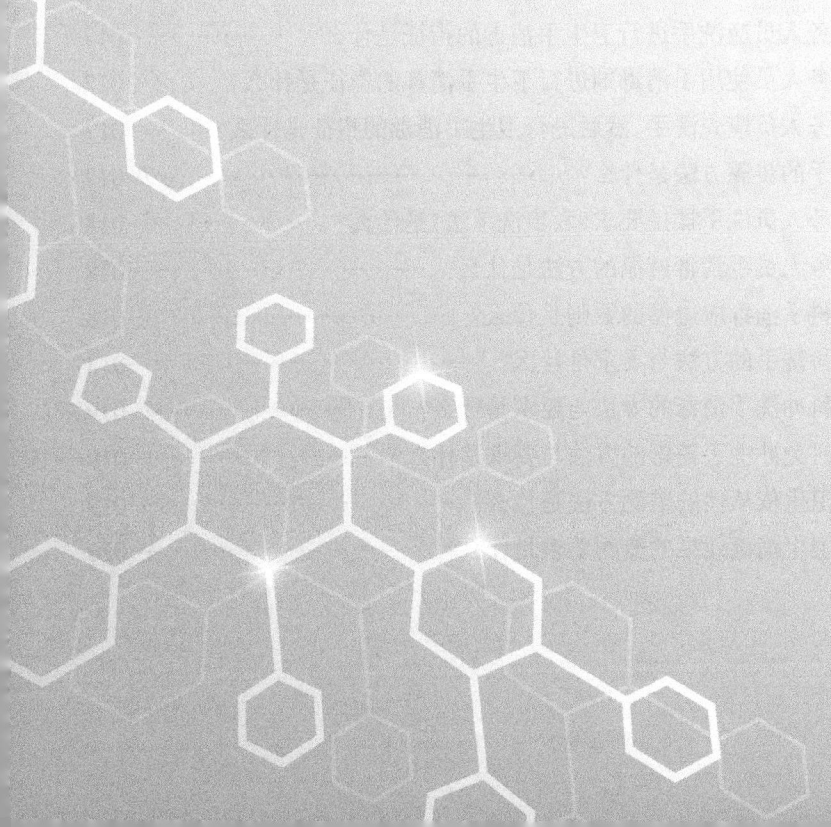

第二篇 手卫生

第二篇　手卫生

1. 手卫生的定义是什么？

答：医务人员在从事职业活动过程中的洗手、卫生手消毒和外科手消毒的总称。

2. 什么是洗手？

答：医务人员用流动水和洗手液（肥皂）揉搓冲洗双手，去除手部皮肤污垢、碎屑和部分微生物的过程。

3. 什么是卫生手消毒？

答：医务人员用手消毒剂揉搓双手，以减少手部暂居菌的过程。

4. 什么是外科手消毒？

答：外科手术前医护人员用流动水和洗手液揉搓冲洗双手、前臂至上臂下1/3，再用手消毒剂清除或者杀灭手部、前臂至上臂下1/3处暂居菌和减少常居菌的过程。

5. 手消毒剂、速干手消毒剂与免冲洗手消毒剂的区别是什么？

答：手消毒剂是指应用于手消毒的化学制剂；

速干手消毒剂是指含有醇类和护肤成分的手消毒剂；

免冲洗手消毒剂是指主要用于外科手部皮肤消毒，使用后不需用水冲洗的手消毒剂。

6. 洗手与手消毒的设施包括什么?

答:用于洗手与手消毒的设施,包括洗手池、水龙头、流动水、洗手液(肥皂)、干手用品、手消毒剂等。

7. 手消毒后应达到的细菌标准是多少?

答:卫生手消毒后,监测的细菌菌落总数应≤10CFU/cm²。
外科手消毒后,监测的细菌菌落总数应≤5CFU/cm²。

8. 应配备非手触式水龙头的工作环境包括哪些?

答:手术部(室)、产房、导管室、洁净层流病区、骨髓移植病区、器官移植病区、新生儿室、母婴同室、血液透析中心(室)、烧伤病区、感染性疾病科、口腔科、消毒供应中心、检验科、内镜中心(室)等感染高风险部门和治疗室、换药室、注射室。

9. 如何选择洗手液?

答:盛放洗手液的容器宜为一次性使用;重复使用的洗手液容器应定期清洁与消毒;洗手液发生浑浊或变色等变质情况时应及时更换,并清洁、消毒容器;使用的肥皂应保持清洁与干燥。

10. 外科手消毒的设施配置要求是什么?

答:洗手池设置在手术间附近,水池大小、高度适宜,能防止冲洗水溅出,池面光滑无死角,易于清洁。洗手池应每日清洁与消毒。洗手池及水龙头数量应根据手术间的数量合理设置,每2~4间手术间宜独立设置1个洗手池,水龙头数量不少于手术间的数量,水龙头开关应为非手触式。

11. 外科手消毒的干手用品配备要求是什么?

答:手消毒后应使用经灭菌的布巾干手,布巾应一人一用;重复使用的布巾,用后应清洗、灭菌并按照相应要求储存;盛装布巾的包装物可为一次性使用,如使用可重复用容器应每次清洗、灭菌,包装开启后使用不得超过24h。

12. 医务人员应洗手和/或使用手消毒剂进行卫生手消毒的指征是什么?

答:接触患者前;清洁、无菌操作前,包括进行侵入性操作前;暴露患者体液风险后,包括接触患者黏膜、破损皮肤或伤口、血液、体液、分泌物、排泄物、伤口敷料等之后;接触患者后;接触患者周围环境后,包括接触患者周围的医疗相关器械、用具等物体表面后。

13. 医务人员应洗手进行卫生手消毒的指征是什么?

答:当手部有血液或其他体液等肉眼可见的污染时;可能接触艰难梭菌、肠道病毒等对速干手消毒剂不敏感的病原微生物时。

14. 医务人员使用手消毒剂进行卫生手消毒的指征是什么?

答:手部没有肉眼可见污染时,宜使用手消毒剂进行卫生手消毒。

15. 医务人员应先洗手,然后进行卫生手消毒的指征是什么?

答:接触传染病患者的血液、体液和分泌物,以及被传染性病原微生物污染的物品后;直接为传染病患者进行检查、治疗、护理或处理传染患者污物之后。

16. 洗手的步骤方法是什么?

答:在流动水下,淋湿双手。

取适量洗手液(肥皂),均匀涂抹至整个手掌、手背、手指和指缝。

认真揉搓双手至少15s,注意清洗双手所有皮肤,包括指背、指尖和指缝。

在流动水下彻底冲净双手,擦干,取适量护手液护肤。

擦干宜使用纸巾。

17. 医务人员洗手揉搓要求(六步洗手法)是什么?

答:掌心相对,手指并拢,相互揉搓。

手心对手背沿指缝相互揉搓,交换进行。

掌心相对,双手交叉指缝相互揉搓。

弯曲手指使关节在另一手掌心旋转揉搓,交换进行。

右手握住左手大拇指旋转揉搓,交换进行。

将五个手指尖并拢放在另一手掌心旋转揉搓,交换进行。

以上六个步骤不分先后。

18. 医务人员手消毒遵循的方法是什么?

答:取适量的手消毒剂于掌心,均匀涂抹双手。按照六步洗手法揉搓的步骤进行揉搓,揉搓至手部干燥。

19. 外科手消毒应遵循的原则是什么?

答:先洗手,后消毒;不同患者手术之间、手套破损或手被污染时,应重新进行外科手消毒。

20. 外科洗手的方法与要求是什么?

答:洗手之前应先摘除手部饰物,修剪指甲,指甲长度不超过指尖;取适量的洗手液清洗双手、前臂和上臂下 1/3,并认真揉搓。清洁双手时,可使用清洁指甲用品清洁指甲下的污垢和使用揉搓用品清洁手部皮肤的皱褶处;流动水冲洗双手、前臂和上臂下 1/3;使用干手用品擦干双手、前臂和上臂下 1/3。

21. 外科冲洗手消毒的方法与要求是什么？

答:完成外科洗手后。

取适量的手消毒剂涂抹至双手的每个部位、前臂和上臂下 1/3,并认真揉搓 3 ~ 5min。

在流动水下从指尖向手肘单一方向地冲净双手、前臂和上臂下 1/3,用经灭菌的布巾彻底擦干。

22. 外科免冲洗手消毒的方法与要求是什么？

答:完成外科洗手后。

取适量的手消毒剂放置在左手掌上。

将右手手指尖浸泡在手消毒剂中(≥5s)。

将手消毒剂涂抹在右手、前臂直至上臂下 1/3,确保通过环形运动环绕前臂至上臂下 1/3,将手消毒剂完全覆盖皮肤区域,持续揉搓 10 ~ 15s,直至消毒剂干燥。

取适量的手消毒剂放置在右手掌上。

将左手手指尖浸泡在手消毒剂中(≥5s)。

将手消毒剂涂抹在左手、前臂直至上臂下 1/3,确保通过环形运动环绕前臂至上臂下 1/3,将手消毒剂完全覆盖皮肤区域,持续揉搓 10 ~ 15s,直至消毒剂干燥。

取适量的手消毒剂放置在手掌上。

揉搓双手直至手腕,揉搓方法按照洗手揉搓的步骤(除去将五个手指尖并拢放在另一手掌心旋转揉搓的步骤)进行,揉搓至手部干燥。

23. 手卫生依从性的监测方法是什么？

答:在日常医疗护理活动中,不告知观察对象时,随机选择观察对象,观察并记录医务人员手卫生时机及执行的情况,计算手卫生依从率,以评估手卫生的依从性。

手卫生依从率的计算方法为:手卫生依从率=手卫生执行时机数／应执行手卫生时机数×100%。

24. 手卫生消毒效果的监测要求是什么?

答:应每季度对手术部(室)、产房、导管室、洁净层流病区、骨髓移植病区、器官移植病区、重症监护病房、新生儿室、母婴同室、血液透析中心(室)、烧伤病区、感染性疾病科病区、口腔科、内镜中心(室)等部门工作的医务人员进行手卫生消毒效果的监测。

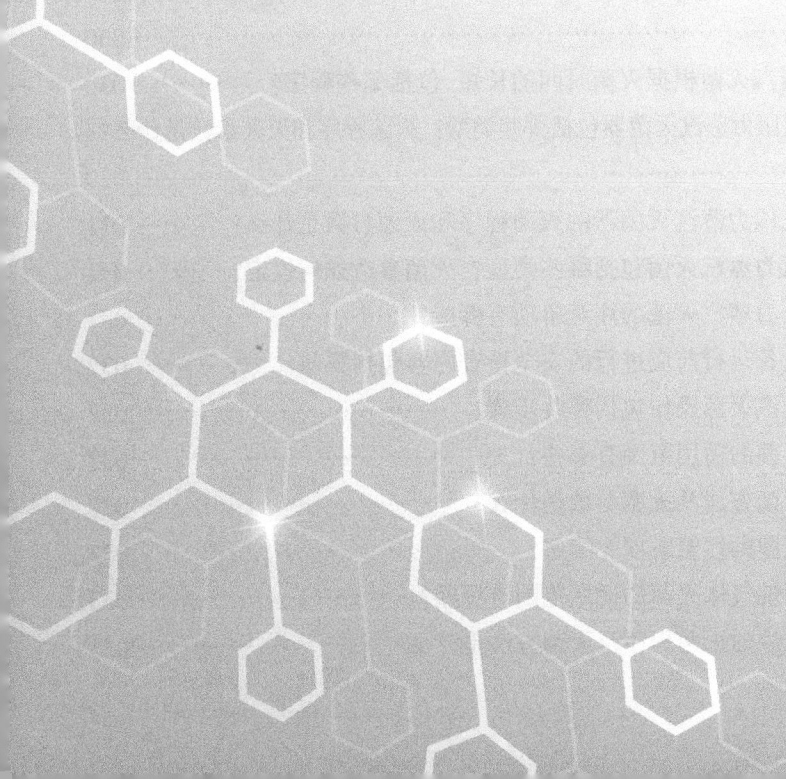

第三篇　消毒灭菌

第三篇 消毒隔离

1. 灭菌的定义是什么？

答：杀灭或清除医疗器械、器具和物品上一切微生物的处理。

2. 高水平消毒的定义是什么？

答：杀灭各种细菌繁殖体、病毒、真菌及其孢子和绝大多数细菌芽孢的消毒处理。

3. 中水平消毒的定义是什么？

答：杀灭除细菌芽孢以外的各种病原微生物的消毒处理。

4. 低水平消毒的定义是什么？

答：仅能杀灭细菌繁殖体（分枝杆菌除外）和亲脂性病毒的消毒处理。

5. 医疗器械根据使用中造成感染的危险程度分为哪些？

答：高度危险性医疗器材、中度危险性医疗器材和低度危险性医疗器材。

6. 高度危险性医疗器材的定义及消毒卫生的标准是什么？

答：进入正常无菌组织、脉管系统或有无菌体液（如血液）流过，一旦被微生物污染将导致极高感染危险的器材属于高度危险性医疗器材。高度危险性医疗器材应无菌,使用前应灭菌。

7. 中度危险性医疗器材的定义及消毒卫生的标准是什么?

答:直接或间接接触黏膜的器材属于中度危险性医疗器材。中度危险性医疗器材的菌落总数应≤20CFU/件,不得检出致病性微生物,使用前应选择高水平消毒或中水平消毒。

8. 低度危险性医疗器材的定义及消毒卫生的标准是什么?

答:仅与完整皮肤接触而不与黏膜接触的器材属于低度危险性医疗器材。低度危险性医疗器材的菌落总数应≤200CFU/件,不得检出致病性微生物,使用前可选择中、低水平消毒或保持清洁。

9. I类环境包括哪些场所及消毒卫生的标准是什么?

答:I类环境为采用空气洁净技术的诊疗场所,分洁净手术部和其他洁净场所。

空气消毒卫生标准为平板暴露法采样洁净手术部≤2.0(30min)CFU/皿,其他洁净场所空气≤4.0(30min)CFU/皿;空气采样器法空气≤150CFU/m³。I类环境物体表面消毒卫生标准为≤5.0CFU/cm²。

10. II类环境包括哪些场所及消毒卫生的标准是什么?

答:II类环境包括:非洁净手术部(室);产房;导管室;血液病病区、烧伤病区等保护性隔离病区;重症监护病区;新生儿室等。空气消毒卫生标准为平板暴露法采样≤4.0(15min)CFU/皿;II类环境物体表面消毒卫生标准为≤5.0CFU/cm²。

11. III类环境包括哪些场所及消毒卫生的标准是什么?

答:包括:母婴同室;消毒供应中心的检查包装灭菌区和无菌物品存放区;血液透析中心(室);其他普通住院病区等。空气消毒卫生标准为平板暴露法采样≤4.0(5min)CFU/皿；Ⅲ类环境物体表面消毒卫生标准为≤10.0CFU/cm²。

12. Ⅳ类环境包括哪些场所及消毒卫生的标准是什么?

答:包括:普通门(急)诊及其检查、治疗室;感染性疾病科门诊和病区。空气消毒卫生标准为平板暴露法≤4.0(5min)CFU/皿;Ⅳ类环境物体表面消毒卫生标准为≤10.0CFU/cm²。

13. 压力蒸汽灭菌的适用范围有哪些?

答:适用于耐热、耐湿诊疗器械、器具和物品的灭菌。下排气压力蒸汽灭菌还适用于液体的灭菌;快速压力蒸汽灭菌适用于裸露的耐热、耐湿诊疗器械、器具和物品的灭菌。压力蒸汽灭菌不适用于油类和粉剂的灭菌。

14. 压力蒸汽灭菌根据排放冷空气的方式和程度不同,分为哪些类型?

答:分为下排气压力蒸汽灭菌器和预排气压力蒸汽灭菌器两大类。

15. 压力蒸汽灭菌根据灭菌时间的长短,包括哪些程序?

答:包括常规压力蒸汽灭菌程序和快速压力蒸汽灭菌程序。

16. 下排气压力蒸汽灭菌器包括哪些类型? 灭菌程序和灭菌参数是什么?

答:包括手提式压力蒸汽灭菌器和卧式压力蒸汽灭菌器。灭菌程序一般包括前排气、灭菌、后排气和干燥等过程。灭菌参数一般为温度121℃,压力102.9kPa,器械灭菌时间20min,敷料灭菌时间30min。

17. 预排气压力蒸汽灭菌器的灭菌程序和灭菌参数是什么？

答：灭菌程序一般包括3次以上的预真空和充气等脉动排气、灭菌、后排气和干燥等过程。灭菌参数一般为温度132～134℃，压力205.8kPa，灭菌时间4min。

18. 快速压力蒸汽灭菌包括哪些类型？灭菌参数如何设定？

答：快速压力蒸汽灭菌包括下排气、正压排气和预排气压力蒸汽灭菌。灭菌参数如时间和温度由灭菌器性质、灭菌物品材料性质（带孔和不带孔）、是否裸露而定。

19. 使用压力蒸汽灭菌的注意事项有哪些？

答：(1)每天设备运行前应进行安全检查。

(2)灭菌前应进行灭菌的预热。

(3)检查安全阀是否在蒸汽压力到达规定的安全限度时被冲开。

(4)灭菌包重量要求：器械包重量不宜超过7kg，辅料包重量不宜超过5kg。

(5)灭菌包体积要求：下排气压力蒸汽灭菌前不宜超过30cm×30cm×25cm；预排气压力蒸汽灭菌器不宜超过30cm×30cm×50cm。

(6)灭菌结束后，压力表在蒸汽排尽时应在"0"位。

(7)手提式和卧式压力蒸汽灭菌器主体与顶盖应无裂缝和变形；不应使用无排气软管或软管锈蚀的手提式压力蒸汽灭菌器。

(8)卧式压力蒸汽灭菌器输入蒸汽的压力不宜过高，夹层的温度不能高于灭菌室的温度。

(9)预排气压力蒸汽灭菌器应在每日开始灭菌运行前空载进行B-D试验（布维-狄克试验），检测其空气排除效果。

(10)下排气、预排气压力蒸汽灭菌器的具体操作步骤、常规保养和检测措施，应遵循生产厂家的使用说明或指导手册。

（11）快速灭菌程序不应作为物品的常规灭菌程序。应急情况下使用时，只适用于灭菌裸露物品，使用卡式盒或专用灭菌容器盛放。灭菌后的物品应尽快使用，不应储存，无有效期。

20. 每天设备运行前应进行的安全检查内容包括哪些？

答：（1）灭菌器柜门密封圈平整无损坏，柜门安全锁扣灵活、安全有效。

（2）灭菌器压力表处于"0"的位置。

（3）由柜式排气口倒入500mL水，检查有无阻塞。

（4）关闭灭菌器柜门，通蒸汽检查有无泄漏。

（5）检查蒸汽调节阀是否灵活、准确，压力表与温度计的标示是否吻合，排气口温度计是否完好。

（6）记录打印装置处于备用状态。

（7）电源、水源、蒸汽、压缩空气等运行条件符合设备要求。

21. 压力蒸汽灭菌操作包括哪些步骤？

答：包括灭菌前物品的准备、灭菌物品装载、灭菌操作、无菌物品卸载和灭菌效果的监测等步骤。

22. 干热灭菌的适用范围有哪些？

答：适用于耐热、不耐湿、蒸汽或气体不能穿透物品的灭菌，如玻璃、金属等医疗用品和油类、粉剂等制品的灭菌。

23. 干热灭菌方法及灭菌参数是什么？

答：采用干热灭菌器进行灭菌，灭菌参数一般为：150℃，150min；160℃，120min；170℃，60min；180℃，30min。

24. 干热灭菌的注意事项有哪些?

答:(1)灭菌时灭菌物品不应与灭菌器内腔底部及四壁接触,灭菌后温度降到40℃以下再开启灭菌器柜门。

(2)灭菌物品包体积不应超过10cm×10cm×20cm,油剂、粉剂的厚度不应超过0.6cm,凡士林纱布条厚度不应超过1.3cm,装载高度不应超过灭菌器内腔高度的2/3,物品间应留有空隙。

(3)设置灭菌温度应充分考虑灭菌物品对温度的耐受力;灭菌有机物品或用纸质包装的物品时,温度应≤170℃。

(4)灭菌温度达到要求时,应打开柜体的排风装置。

(5)灭菌操作应遵循生产厂家的使用说明或指导手册。

25. 环氧乙烷气体灭菌的适用范围有哪些?

答:适用于不耐热、不耐湿的诊疗器械、器具和物品的灭菌,如电子仪器、光学仪器、纸质制品、化纤制品、塑料制品、陶瓷及金属制品等诊疗用品。不适用于食品、液体、油脂类、粉剂等的灭菌。

26. 环氧乙烷的灭菌程序及灭菌方法是什么?

答:(1)灭菌程序包括预热、预湿、抽真空、通入气化环氧乙烷到达预定浓度、维持灭菌时间、清除灭菌柜内环氧乙烷气体、解析灭菌物品内环氧乙烷的残留等过程。

(2)灭菌时应采用100%纯环氧乙烷或环氧乙烷和二氧化碳混合气体,不应使用氟利昂。

(3)应按照环氧乙烷气体灭菌装备生产厂家的操作使用说明或指导手册,根据灭菌物品种类、包装、装载量与方式不同,选择合适的温度、浓度和时间等灭菌参数。采用新的灭菌程序或对新类型诊疗器械、新包装材料进行环氧乙烷气体灭菌前,应验证灭菌效果。

(4)除金属和玻璃材质以外的灭菌物品,灭菌后要对环氧乙烷的残留进行解析,解析参数:50℃,121h;60℃,8h;残留环氧乙烷不应超过规定的安全系数。解析过程应在环氧乙烷灭菌柜内进行,输入的空气应经过高效过滤(滤除≥0.3μm粒子99.6%以上),或放入专门的通风柜内,不应采用自然通风法进行解析。

27. 环氧乙烷灭菌前对物品准备与包装有哪些要求?

答:(1)灭菌物品应彻底清洗干净。

(2)包装应采用专用的包装材料,包括纸、包装袋(纸袋、纸塑袋等)、非织造布、硬质容器。所有包装材料均应符合规定。包装操作应符合要求。

28. 环氧乙烷灭菌时对物品装载有什么要求?

答:(1)灭菌柜内装载物品周围应留有空隙,物品应放于金属网状篮筐内或金属网架上;纸塑包装应侧放。

(2)物品装载量不应超过柜内总体积的80%。

29. 环氧乙烷使用过程中有哪些注意事项?

答:(1)灭菌器安装应符合要求,包括通风良好,远离火源,灭菌器各侧(包括上方)应预留51cm空间。应安装专门的排气管路,且与大楼其他排气管道完全隔离。

(2)应有专门的排气管道系统,排气管应由不通透环氧乙烷的材料,如铜管等制成,垂直部分长度超过3m时应加装集水器。排气管应导至室外,并于出口处反转向下;距排气口7.6m范围内不应有易燃易爆物和建筑物的入风口,如门或窗;排气管不应有凹陷或回圈。

(3)环氧乙烷灭菌气瓶或气罐应远离火源和静电,通风良好,无日晒,存放温度低于40℃,不应置于冰箱中。应严格按照国家规定的有关易燃易爆物品储存要求进行处理。

(4)每年对工作环境中环氧乙烷浓度进行监测并记录。在每日8h

工作中,环氧乙烷浓度TWA(时间加权平均浓度)应不超过1.82mg/m³(1ppm)。

(5)消毒员应经专业知识和紧急事故处理的培训。过度接触环氧乙烷后,应迅速移离中毒现场,立即吸入新鲜空气;皮肤接触后,用水冲洗接触皮肤处至少15min,同时脱去脏衣服;眼睛接触液态环氧乙烷或高浓度环氧乙烷气体后,至少冲洗眼睛10min,并均应尽快就诊。

30. 过氧化氢低温等离子灭菌的适用范围有哪些?

答:适用于不耐热、不耐湿的诊疗器械的灭菌,如电子仪器、光学仪器等诊疗器械的灭菌。不适用于布类、纸类、水、油类、粉剂等材质的灭菌。

31. 过氧化氢低温等离子灭菌的灭菌方法要注意什么?

答:(1)应在专用的过氧化氢低温等离子体灭菌器内进行,一次灭菌过程包含若干个循环周期,每个循环周期包括抽真空、过氧化氢注入、扩散、等离子化、通风五个步骤。

(2)应遵循过氧化氢低温等离子体灭菌装备生产厂家的操作使用说明书,根据灭菌物品种类、包装装载量与方式不同,选择合适的灭菌程序,每种程序应满足相对应的温度、过氧化氢浓度和用量、灭菌时间等灭菌参数。

32. 过氧化氢低温等离子灭菌方法的注意事项有哪些?

答:(1)灭菌物品应清洗干净、干燥。

(2)灭菌物品的包装材料应符合非织造布和复合型组合袋的要求。

(3)灭菌包不应叠放,不应接触灭菌腔内壁。

(4)灭菌器应取得国家卫生行政部门消毒产品卫生许可批件。

33. 低温甲醛蒸汽灭菌的适用范围有哪些？

答：适用于不耐湿、热的诊疗器械、器具和物品的灭菌，如电子仪器、光学仪器、管腔器械、金属器械、玻璃器皿、合成材料物品等。

34. 低温甲醛蒸汽灭菌程序包括哪些？

答：低温甲醛蒸汽灭菌程序应包括：预热，预真空、排气，蒸汽注入、湿化、升温，反复甲醛蒸发、注入，甲醛穿透，灭菌（在预设的压力、温度下持续一定时间），反复蒸汽冲洗灭菌腔内甲醛，反复空气冲洗、干燥，冷却，恢复灭菌舱内正常压力。

35. 低温甲醛蒸汽灭菌器的灭菌要求和灭菌参数是什么？

答：灭菌要求采用2%复方甲醛溶液或福尔马林溶液（35%～40%甲醛）进行灭菌，每个循环的2%复方甲醛溶液或福尔马林溶液（35%～40%甲醛）用量根据装载量不同而异。灭菌参数为：温度55～80℃，灭菌维持时间为30～60min。

36. 低温甲醛蒸汽灭菌器灭菌的注意事项有哪些？

答：（1）应采用取得国家卫生行政部门消毒产品卫生许可批件的低温甲醛蒸汽灭菌器，并使用专用灭菌溶液进行灭菌，不应采用自然挥发或熏蒸的灭菌方法。

（2）低温甲醛蒸汽灭菌器操作者应培训上岗，并具有相应的职业防护知识和技能。

（3）低温甲醛蒸汽灭菌器的安装及使用应遵循生产厂家使用说明书或指导手册，必要时应设置专用的排气系统。

（4）运行时周围环境的甲醛浓度应$<0.5mg/m^2$，排水内的甲醛浓度应符合国家有关规定，灭菌物品上的甲醛残留均值$\leqslant 4.5\mu g/cm^2$。在灭菌器内经过甲醛残留处理的灭菌物品，取出后可直接使用。

(5)灭菌包装材料应使用与压力蒸汽灭菌法相同或专用的纸塑包装、无纺布、硬质容器,不应使用可吸附甲醛或甲醛不易穿透的材料如布类、普通纸类、聚乙烯膜、玻璃纸等。

(6)装载时,灭菌物品应摊开放置,中间留有一定的缝隙,物品表面应尽量暴露。使用纸塑包装材料时,包装应竖立,纸面对着塑面依序排放。

(7)消毒后,应去除残留甲醛气体,采用抽气通风或氨水中和法。

37. 紫外线消毒的适用范围有哪些?

答:适用于室内空气和物体表面的消毒。

38. 对于紫外线消毒灯有哪些要求?

答:(1)紫外线消毒灯在电压为220V、环境相对湿度为60%、温度为20℃时,辐射的253.7nm紫外线强度(使用中的强度)应不低于70μW/cm²。

(2)应定期监测消毒紫外线的辐照强度,当辐照强度降低到要求值以下时,应及时更换。

(3)紫外线消毒灯的使用寿命,即由新灯的强度降低到70μW/cm²的时间(功率≥30W),或降低到原来新灯强度的70%(功率<30W)的时间,应不低于1000h。紫外线消毒灯生产单位应提供实际使用寿命。

39. 紫外线消毒灯的使用方法是什么?

答:(1)在室内无人状态下,采用紫外线灯悬吊式或移动式直接照射消毒。灯管吊装高度距离地面8～2.2m。紫外线灯的辐照强度为平均≥1.5 W/m³。照射时间≥30min。

(2)采用紫外线消毒器对空气及物体表面进行消毒。其消毒方法及注意事项应遵循生产厂家的使用说明。

(3)消毒时对环境的要求:紫外线直接照射消毒空气时,关闭门窗,保持消毒空间内环境清洁、干燥。消毒空气的适宜温度为20～40℃,相对湿度低于80%。

40. 使用紫外线消毒灯的注意事项有哪些?

答:(1)应保持紫外线灯表面清洁,每周用酒精布巾擦拭一次,发现灯管表面有灰尘、油污等时,应及时擦拭。

(2)用紫外线灯消毒室内空气时,房间内应保持清洁干燥。当温度低于20℃或高于40℃,相对湿度大于60%时,应适当延长照射时间。

(3)采用紫外线消毒物体表面时,应使消毒物品表面充分暴露于紫外线中。

(4)采用紫外线消毒纸张、织物等粗糙表面时,应适当延长照射时间,且两面均应受到照射。

(5)采用紫外线杀灭被有机物保护的微生物及空气中悬浮粒子数量多时,应加大照射剂量。

(6)不应使紫外线光源直接照射到人。

(7)不应在易燃、易爆的场所使用。

(8)紫外线强度计每年至少标定一次。

41. 臭氧消毒的适用范围有哪些?

答:臭氧消毒适用于无人状态下病房、口腔科等场所的空气消毒和物体表面的消毒。

42. 臭氧消毒的使用方法是什么?

答:(1)空气消毒:在封闭空间内、无人状态下,采用20mg/m³浓度的臭氧,作用30min,对自然菌的杀灭率达到90%以上。消毒后应开窗通风≥30 min,人员方可进入室内。

(2)物体表面消毒:在密闭空间内,相对湿度≥70%,采用60mg/m³浓度的臭氧,作用60~120min。

43. 臭氧消毒的注意事项有哪些?

答:(1)有人情况下室内空气中允许臭氧浓度为0.16mg/m³。

(2)臭氧为强氧化剂,使用时对多种物品有损坏,包括使铜片出现绿色锈斑,使橡胶老化、变色、弹性降低,使织物漂白褪色等。

(3)臭氧的杀菌作用受多种因素包括温度、相对湿度和有机物等的影响。

44. 戊二醛的适用范围有哪些?

答:适用于不耐热诊疗器械、器具与物品的浸泡消毒与灭菌。

45. 戊二醛的使用方法有哪些?

答:(1)诊疗器械、器具与物品的消毒与灭菌:将洗净、干燥的诊疗器械、器具与物品放入2%的碱性戊二醛溶液中完全浸没,并去除器械表面的气泡,容器加盖,温度为20~25℃,消毒作用到产品使用说明的规定时间,灭菌作用10h。被消毒物品用无菌方式取出后用无菌水反复冲洗干净,再用无菌纱布等擦干后使用。其他戊二醛制剂的用法遵循卫生行政部门或国家相关规定进行。

(2)用于内镜的消毒,灭菌应遵循国家有关要求。

46. 戊二醛使用时的注意事项有哪些?

答:(1)诊疗器械、器具与物品在消毒前应彻底清洗、干燥。新启用的诊疗器械、器具与物品先除去油污及保护膜,再用清洁剂清洗去除油脂,干燥后及时消毒或灭菌。

(2)戊二醛对人有毒性,应在通风良好的环境中使用。对皮肤和黏膜有刺激性,使用时应注意个人防护。若不慎接触,应立即用清水连续冲洗干净,必要时及时就医。

(3)戊二醛不应用于物体表面的擦拭或喷雾消毒、室内空气消毒、手和皮肤黏膜的消毒。

（4）强化酸性戊二醛使用前应先加入 pH 值调节剂（碳酸氢钠），再加防锈剂（亚硝酸钠）充分混匀。

（5）用于浸泡灭菌的容器，应洁净、密闭，使用前应先经灭菌处理。

（6）在 20~25℃温度条件下，加入 pH 值调节剂和防锈剂后的戊二醛溶液连续使用时间应≤14d。

（7）应确保使用中戊二醛浓度符合产品使用说明的要求。

（8）戊二醛应密封，避光，置于阴凉、干燥、通风的环境中保存。

47. 邻苯二甲醛消毒的适用范围有哪些？

答：适用于不耐热诊疗器械、器具与物品的浸泡消毒。

48. 邻苯二甲醛的使用方法是什么？

答：将待消毒的诊疗器械、器具与物品完全淹没于浓度为 5.5g/L、pH 值为 7.0~8.0、温度为 20~25℃的邻苯二甲醛溶液中浸泡，消毒容器加盖，作用 5~12min。

49. 使用邻苯二甲醛消毒的注意事项有哪些？

答：（1）诊疗器械、器具与物品消毒前应彻底清洗、干燥。新启用的诊疗器械、器具与物品先除去油污及保护膜，再用清洁剂清洗去除油脂，干燥后及时消毒。

（2）使用时应注意通风。直接接触到本品会引起眼睛、皮肤、消化道、呼吸道黏膜损伤。接触皮肤、黏膜会导致着色，操作时应谨慎并戴手套；当溅入眼内时应及时用水冲洗，必要时就诊。

（3）配制使用应采用专用塑料容器。

（4）消毒液连续使用应≤14d。

（5）应确保使用中的浓度符合产品使用说明的要求。

（6）邻苯二甲醛应密封，避光，置于阴凉、干燥、通风的环境中保存。

50. 过氧乙酸消毒的适用范围有哪些?

答:适用于耐腐蚀物品、环境、室内空气等的消毒。专用机械消毒设备适用于内镜的灭菌。

51. 过氧乙酸消毒液如何配制?

答:对二元包装的过氧乙酸,使用前按产品使用说明书要求将A液、B液混合并放置所需时间。根据有效成分含量按容量稀释公式$c_1 \times V_1 = c_2 \times V_2$,$c_1$和$V_1$为过氧乙酸原液的浓度和体积,$c_2$和$V_2$为配制过氧乙酸使用液的浓度和体积,用蒸馏水将过氧乙酸稀释成所需浓度。计算方法及配制步骤为:

(1)计算所需过氧乙酸原液的体积(V_1):$V_1 = (c_2 \times V_2)/c_1$;

(2)计算所需蒸馏水的体积(V_3):$V_3 = V_2 - V_1$;

(3)取过氧乙酸原液V_1(mL),加入蒸馏水V_3(mL),混匀。

52. 使用过氧乙酸的消毒方法有哪些?

答:(1)浸泡法:将待消毒的物品浸没于装有过氧乙酸的容器中,加盖。对一般物体表面,用0.1% ~ 0.2%(1000 ~ 2000mg/L)过氧乙酸溶液浸泡30min。对耐腐蚀医疗器械的高水平消毒,采用0.5%(5000mg/L)过氧乙酸冲洗作用10min,用无菌方法取出后用无菌水冲洗干净,无菌巾擦干后方可使用。

(2)擦拭法:大件物品或其他不能用浸泡法消毒的物品用擦拭法消毒。消毒使用的浓度和作用时间同浸泡法。

(3)喷洒法:用于环境消毒时,用0.2% ~ 0.4%(2000 ~ 4000mg/L)过氧乙酸溶液喷洒,作用30 ~ 60min。

(4)喷雾法:采用电动超低容量喷雾器,使用5000mg/L过氧乙酸溶液,按照20 ~ 30mL/m³的用量进行喷雾消毒,作用60min。

(5)熏蒸法:使用15%过氧乙酸(7mL/m³)加热蒸发,相对湿度为

60%~80%,室温熏蒸2h。

(6)使用以过氧乙酸为灭菌剂的专用机械消毒设备灭菌内镜时,应遵循国家卫生行政部门消毒产品卫生许可批件的适用范围及操作方法。

53. 使用过氧乙酸消毒的注意事项有哪些?

答:(1)过氧乙酸不稳定,应贮存于通风阴凉处,远离可燃物质。用前应测定有效含量,原液浓度低于12%时不应使用。

(2)稀释液应现用现配,使用时限<24h。

(3)过氧乙酸对多种金属和织物有很强的腐蚀和漂白作用,金属制品与织物浸泡消毒后,及时用符合要求的水冲洗干净。

(4)接触过氧乙酸时,应采取防护措施;不慎溅入眼中或皮肤上,应立即用大量清水冲洗。

(5)空气熏蒸消毒时,室内不应有人。

54. 过氧化氢消毒的适用范围有哪些?

答:适用于外科伤口、皮肤黏膜冲洗消毒,室内空气的消毒。

55. 使用过氧化氢的消毒方法是什么?

答:(1)伤口、皮肤黏膜消毒:采用3%(30g/L)过氧化氢冲洗、擦拭,作用3~5min。

(2)室内空气消毒:使用气溶胶喷雾器,采用3%(30g/L)过氧化氢溶液按照20~30mL/m³的用量喷雾消毒,作用60min。

56. 使用过氧化氢消毒的注意事项有哪些?

答:(1)过氧化氢应避光、避热,室温下储存。

(2)过氧化氢对金属有腐蚀性,对织物有漂白作用。

(3)喷雾时应采取防护措施;谨防溅入眼内或皮肤黏膜上,一旦溅上及时用清水冲洗。

57. 二氧化氯消毒的适用范围有哪些?

答:适用于物品、环境、物体表面及空气的消毒。

58. 二氧化氯消毒液如何配制?

答:二元包装消毒液,使用前需在二氧化氯稳定液中加入活化剂;一元包装的粉剂及片剂,应加入蒸馏水溶解,放置所需时间。根据有效含量按稀释定律,用蒸馏水将二氧化氯稀释成所需浓度。

59. 二氧化氯的消毒方法有哪些?

答:(1)浸泡法:将待消毒物品浸没于装有二氧化氯溶液的容器中,加盖。对细菌繁殖体污染物品的消毒,用100~250mg/L二氧化氯溶液浸泡30min;对肝炎病毒和结核分枝杆菌污染物品的消毒,用500mg/L二氧化氯浸泡30min;对细菌芽孢污染物品的消毒,用1000mg/L二氧化氯浸泡30min。

(2)擦拭法:大件物品或其他不能用浸泡法消毒的物品用擦拭法消毒。消毒使用的浓度和作用时间同浸泡法。

(3)喷洒法:对细菌繁殖体污染的表面,用500mg/L二氧化氯均匀喷洒,作用30min;对肝炎病毒和结核分枝杆菌污染的表面,用1000mg/L二氧化氯均匀喷洒,作用60min。

(4)室内空气消毒:使用气溶胶喷雾器,采用500mg/L二氧化氯溶液按照20~30mL/m³的用量喷雾消毒,作用30~60min;或采用二氧化氯(10~20mg/m³)加热蒸发或加激活剂熏蒸消毒。消毒剂用量、消毒时间、操作方法和注意事项等应遵循产品的使用说明。

60. 使用二氧化氯消毒的注意事项有哪些?

答:(1)置于干燥、通风处保存。

(2)稀释液应现用现配,使用时限≤24h。

(3)对碳钢、铝有中度腐蚀性,对铜、不锈钢有轻度腐蚀性。金属制品经二氧化氯消毒后,应及时用符合要求的水冲洗干净、干燥。

61. 含氯消毒剂的适用范围有哪些?

答:适用于物品、物体表面、分泌物、排泄物等的消毒。

62. 含氯消毒液应如何配制?

答:根据产品有效氯含量,按稀释定律,用蒸馏水稀释成所需浓度。

63. 含氯消毒剂的消毒方法有哪些?

答:(1)浸泡法:将待消毒的物品浸没于装有含氯消毒剂溶液的容器中,加盖。对细菌繁殖体污染物品的消毒,用含有效氯500mg/L的消毒液浸泡>10 min,对经血传播病原体、分枝杆菌、细菌芽孢污染物品的消毒,用含有效氯2000~5000mg/L的消毒液,浸泡>30min。

(2)擦拭法:大件物品或其他不能用浸泡消毒的物品用擦拭消毒,消毒所用的浓度和作用时间同浸泡法。

(3)喷洒法:对一般污染的物品表面,用含有效氯400~700mg/L的消毒液均匀喷洒,作用10~30min;对经血传播病原体、结核杆菌等污染表面的消毒,用含有效氯2000mg/L的消毒液均匀喷洒,作用>60min。喷洒后有强烈的刺激性气味,人员应离开现场。

(4)干粉消毒法:对分泌物、排泄物的消毒,用含氯消毒剂干粉加入分泌物、排泄物中,使有效氯含量达到10000mg/L,搅拌后作用>2h;对医院污水的消毒,用干粉按有效氯50mg/L用量加入污水中,并搅拌均匀,作用2h后排放。

64. 使用含氯消毒剂的注意事项有哪些?

答:(1)粉剂应于阴凉处避光、防潮、密封保存;水剂应于阴凉处避光、密闭保存。使用液应现配现用,使用时限≤24h。

(2)配制漂白粉等粉剂溶液时,应戴口罩、手套。

(3)未加防锈剂的含氯消毒剂对金属有腐蚀性,不应用于金属器械的消毒。加防锈剂的含氯消毒剂对金属器械消毒后,应用无菌蒸馏水冲洗干净,干燥后使用。

(4)含氯消毒剂对织物有腐蚀和漂白作用,不应用于有色织物的消毒。

65. 醇类消毒剂(含乙醇、异丙醇、正丙醇,或两种成分的复方制剂)适用范围有哪些?

答:适用于手、皮肤、物体表面及诊疗器具的消毒。

66. 醇类消毒剂的使用方法有哪些?

答:(1)手消毒:使用符合国家有关规定的含醇类手消毒剂。

(2)皮肤消毒:使用70%~80%(体积比)乙醇溶液擦拭皮肤2遍,作用3min。

(3)物体表面的消毒:使用70%~80%(体积比)乙醇溶液擦拭物体表面2遍,作用3min。

(4)诊疗器具的消毒:将待消毒的物品浸没于装有70%~80%(体积比)的乙醇溶液中消毒≥30min,加盖;或进行表面擦拭消毒。

67. 醇类消毒剂的注意事项有哪些?

答:(1)醇类易燃,不应有明火。

(2)不应用于被血、脓、粪便等有机物严重污染表面的消毒。

(3)用后应盖紧,密闭,置于阴凉处保存。

(4)醇类过敏者慎用。

68. 碘伏消毒的适用范围有哪些?

答:适用于手、皮肤、黏膜及伤口的消毒。

69. 碘伏消毒液应如何配制?

答:冲洗黏膜时,根据有效碘含量用灭菌蒸馏水或纯化水,按照稀释定律,将碘伏稀释成所需浓度。

70. 碘伏消毒有哪些消毒方法?

答:(1)擦拭法:皮肤、黏膜擦拭消毒,用浸有碘伏消毒液原液的无菌棉球或其他替代物品擦拭被消毒部位。外科手消毒用碘伏消毒液原液擦拭揉搓作用至少3min。手术部位的皮肤消毒,用碘伏消毒液原液局部擦拭2~3遍,作用至少2min。注射部位的皮肤消毒,用碘伏消毒液原液局部擦拭2遍,作用时间遵循产品的使用说明。口腔黏膜及创面消毒,用含有效碘1000~2000mg/L的碘伏擦拭,作用3~5min。

(2)冲洗法:对阴道黏膜及创面的消毒,用含有效碘500mg/L的碘伏冲洗,作用到使用产品的规定时间。

71. 碘伏消毒有哪些注意事项?

答:(1)应置于阴凉处避光防潮、密封保存。

(2)含乙醇的碘制剂消毒液不应用于黏膜和伤口的消毒。

(3)碘伏对二价金属制品有腐蚀性,不应做相应金属制品的消毒。

(4)碘过敏者慎用。

72. 碘酊消毒的适用范围有哪些?

答:适用于注射及手术部位皮肤的消毒。

73. 碘酊消毒的使用方法是什么?

答:使用碘酊原液直接涂擦注射及手术部位皮肤2遍以上,作用1~3min,待稍干后再用70%~80%(体积比)乙醇脱碘。

74. 碘酊消毒的注意事项有哪些?

答:(1)不应用于破损皮肤、眼及口腔黏膜的消毒。

(2)不应用于碘酊过敏者;过敏体质者慎用。

(3)应置于阴凉处避光、防潮、密封保存。

75. 复方碘伏消毒液的适用范围有哪些?

答:主要适用于医务人员的手、皮肤消毒,有些可用于黏膜消毒。应遵循国家卫生行政部门消毒产品卫生许可批件规定的使用范围。

76. 复方碘伏消毒液的使用方法是什么?

答:(1)含有乙醇或异丙醇的复方碘伏消毒剂可用于手、皮肤消毒,原液擦拭 1 ~ 2 遍,作用 1 ~ 2min,不可用于黏膜。

(2)含有氯己定的复方碘伏消毒剂,用途同普通碘伏消毒剂,应遵循该消毒剂卫生许可批件的使用说明,慎用于腹腔冲洗消毒。

77. 使用复方碘伏消毒液的注意事项有哪些?

答:同碘伏,使用中应注意复方物质的毒副作用。

78. 氯己定消毒的适用范围有哪些?

答:适用于手、皮肤、黏膜的消毒。

79. 氯己定消毒液的配制方法是什么?

答:根据有效含量用灭菌蒸馏水或纯化水将消毒液稀释成所需浓度。

80. 氯己定消毒方法有哪些?

答:(1)擦拭法:手术部位及注射部位皮肤和伤口创面消毒,用有效含量≥2g/L氯己定-乙醇(70%,体积比)溶液局部擦拭 2 ~ 3 遍,作用时间遵循产品的使用说明;外科手消毒用有效含量≥2g/L氯己定-乙醇(70%,体积比)溶液,使用方法及作用时间应遵循产品使用说明。

(2)冲洗法:对口腔、阴道或伤口创面的消毒,用有效含量≥2g/L氯己定水溶液冲洗,作用时间遵循产品的使用说明。

81. 氯己定消毒的注意事项是什么?

答:不应与肥皂、洗衣粉等阴性离子表面活性剂混合使用或前后使用。

82. 季铵盐类消毒的适用范围有哪些?

答:适用于环境、物体表面、皮肤与黏膜的消毒。

83. 季铵盐类的使用方法有哪些?

答:(1)环境、物体表面消毒一般用1000~2000mg/L消毒液,浸泡或擦拭消毒,作用15~30min。

(2)皮肤消毒:复方季铵盐消毒剂原液皮肤擦拭消毒,作用3~5min。

(3)黏膜消毒:采用1000~2000mg/L季铵盐消毒液,作用时间为产品使用说明的规定时间。

84. 季铵盐类消毒的注意事项是什么?

答:不宜与阴离子表面活性剂如肥皂、洗衣粉等合用。

85. 酸性氧化电位水消毒的适用范围有哪些?

答:适用于消毒供应中心手工清洗后不锈钢和其他非金属材质器械、器具和物品灭菌前的消毒,以及物体表面、内镜等的消毒。

86. 酸性氧化电位水消毒的使用方法有哪些?

答:(1)主要有效成分指标要求:有效氯含量为60±10mg/L,pH值范围为2.0~3.0,氧化还原电位(ORP)≥1100mV,残留氯离子<1000mg/L。

(2)消毒供应中心手工清洗器械灭菌前的消毒:手工清洗后的器械、器具和物品,用酸性氧化电位水流动冲洗浸泡消毒2min,净水冲洗30s,取出干燥。

(3)物体表面的消毒:洗净待消毒物体,采用酸性氧化电位水流动冲洗浸泡消毒,作用3~5min;或反复擦洗消毒5min。

(4)内镜的消毒:严格遵循国家有关规定的要求。

(5)其他方面的消毒:遵循国家有关规定及国家卫生行政部门消毒产品卫生许可批件的使用说明。

87. 酸性氧化电位水消毒的注意事项有哪些?

答:(1)应先彻底清除待消毒物品上的有机物,再进行消毒处理。

(2)酸性氧化电位水对光敏感,有效氯浓度随时间延长而下降,生成后原则上应尽早使用,最好现制备现用。

(3)储存应选用避光、密闭、硬质聚氯乙烯材质制成的容器。室温下贮存不超过3d。

(4)每次使用前,应在使用现场酸性氧化电位水出水口处,分别检测pH值、氧化还原电位和有效氯浓度。检测数值应符合指标要求。

(5)对铜、铝等非不锈钢的金属器械、器具和物品有一定的腐蚀作用,应慎用。

(6)酸性氧化电位水长时间排放可造成排水管路的腐蚀,故应每次排放后再排放少量碱性还原电位水或自来水。

88. 煮沸消毒的适用范围有哪些?

答:适用于金属、玻璃制品、餐饮具、织物或其他耐热、耐湿物品的消毒。

89. 煮沸消毒的方法是什么?

答:将待消毒物品完全浸没于水中,加热水沸腾后维持≥15min。

90. 煮沸消毒的注意事项有哪些?

答:(1)从水沸腾时开始计消毒时间,中途加入物品应重新计时。

(2)待消毒物品应保持清洁,并应全部浸没于水中,可拆卸物品应拆开。

(3)高海拔地区,应适当延长煮沸时间。

(4)煮沸消毒用水宜使用软水。

91. 流动蒸汽消毒的适用范围有哪些?

答:适用于医疗器械、器具和物品手工清洗后的初步消毒,餐饮具和部分卫生用品等耐热、耐湿物品的消毒。

92. 流动蒸汽消毒的使用方法是什么?

答:通过流动蒸汽发生器、蒸锅等,当水沸腾后产生水蒸气,蒸汽温度为100℃,相对湿度为80%~100%时,作用15~30min。

93. 流动蒸汽消毒的注意事项有哪些?

答:(1)消毒作用时间,应从水沸腾后有蒸汽冒出时算起。

(2)消毒物品应清洁干燥、垂直放置,物品之间留有一定空隙。

(3)高海拔地区,应适当延长消毒时间。

94. 过滤除菌的定义及适用范围是什么?

答:过滤除菌是将待消毒的介质,通过规定孔径的过滤材料,根据物理阻留等原理,去除气体或液体中的微生物,但不能将微生物杀灭,可用于医疗机构低度危险性物品和中度危险性物品的消毒,主要用于空气净化,以及不适用于压力蒸汽灭菌的液体过滤除菌。

95. 微波消毒的定义及适用范围是什么?

答:微波是一种频率高、波长短、穿透性强的电磁波,一般使用的频率为2450MHz,可杀灭包括芽孢在内的所有微生物。微波可用于医疗机构低度危险性物品和中度危险性物品的消毒,如餐饮具的消毒。

96. 呼吸机、麻醉机的螺纹管和湿化器的清洁、消毒、灭菌方法及注意事项是什么?

答:(1)用清洗消毒机按管道清洗流程清洗;流动水冲洗、干燥。

(2)可使用以下灭菌方法:①用清洗消毒机清洗、消毒、干燥;②浸泡于含有效氯500mg/L的消毒液中30min,清水冲洗,干燥备用;③用过氧化氢低温等离子体或环氧乙烷消毒。

(3)应一人一用一抛弃或消毒;污染时随时更换。

(4)螺纹管、湿化器,送消毒供应中心集中处理;一次性使用螺纹管不得重复使用;湿化器中的无菌水每日更换。

97. 氧气湿化器的清洁、消毒、灭菌方法及注意事项是什么?

答:(1)氧气湿化器的清洁应流动水清洗、干燥。

(2)消毒与灭菌应浸泡于含有效氯500mg/L的消毒液中30min,流动水冲洗,干燥备用;送消毒供应中心集中清洗消毒。

(3)一人一用一抛弃或消毒;湿化液每天更换;使用中湿化瓶每周更换1次,消毒后密闭保存。

(4)应注意干燥保存;湿化液应为无菌用水。

98. 雾化吸入器及配套耗材(喷雾器、面罩或口含嘴、水槽、螺纹管)的清洁、消毒、灭菌方法及注意事项是什么?

答:(1)清洁消毒应使用清水擦拭消毒。

(2)消毒与灭菌应使用含有效氯500mg/L的消毒液消毒,作用30min,流动水冲洗,干燥备用。

(3)应一人一用一消毒。

(4)应注意一次性面罩或口含嘴不得重复使用。

99. 简易呼吸器的清洁、消毒、灭菌方法及注意事项是什么?

答:(1)清洁消毒应使用流动水清洗、干燥。

(2)消毒与灭菌应用含有效氯500mg/L的消毒液擦拭消毒,作用30min;使用流动纯化水漂洗干净后使用无菌巾擦干。

(3)应一人一用一消毒。

(4)清洗时可拆卸部分应充分拆卸;浸泡消毒前将面罩内气体抽出,以免不能完全浸没于液面下。

100. 开口器、舌钳的清洁、消毒、灭菌方法及注意事项是什么?

答:(1)清洁消毒应使用流动水清洗、干燥。

(2)消毒与灭菌应送消毒供应中心使用压力蒸汽灭菌。

(3)应一人一用一灭菌。

101. 接触皮肤的B超探头的清洁、消毒、灭菌方法及注意事项是什么?

答:(1)清洁消毒应用柔软纸巾擦拭。

(2)消毒与灭菌应用一次性消毒湿巾消毒。

(3)应一人一用一消毒。

(4)应在按照规定清洁、消毒与灭菌的同时,按照厂家说明书操作。

102. 阴式B超探头的清洁、消毒、灭菌方法及注意事项是什么?

答:(1)清洁消毒应用柔软纸巾擦拭。

(2)消毒与灭菌应用一次性消毒湿巾消毒。

(3)应一人一用一消毒。

(4)应在按照规定清洁、消毒与灭菌的同时,按照厂家说明书操作。

103. 体温计的清洁、消毒、灭菌方法及注意事项是什么?

答:(1)清洁消毒应使用流动水清洗后擦干。

(2)消毒与灭菌应浸泡于含有效氯500mg/L的消毒液中30min,或用75%的乙醇擦拭,清水冲净擦干备用。

(3)应一人一用一消毒。

(4)体温计专人专用,用后清洁干燥保存;消毒液现用现配,24h更换,每日监测消毒液浓度并记录。

104. 吸引器、吸引瓶的清洁、消毒、灭菌方法及注意事项是什么?

答:(1)清洁消毒应使用流动水冲洗后干燥。

(2)消毒与灭菌应浸泡于含有效氯500mg/L的消毒液中30min,流动水冲净,干燥备用。

(3)应专人使用,一用一消毒,干燥保存。

(4)持续使用的吸引器、吸引瓶应每日消毒。

105. 血压计袖带、听诊器、叩诊锤的清洁、消毒、灭菌方法及注意事项是什么?

答:(1)袖带应清洗后干燥保存。

(2)消毒与灭菌:血压计、听诊器用75%乙醇或含有效氯500mg/L的消毒剂擦拭;血压计袖带可浸泡于含有效氯500mg/L的消毒液中30min,清洗干燥备用。

(3)应每周清洁消毒1次;有污染时用消毒剂浸泡消毒处理。

(4)应日常保持清洁;多人共用时每次使用前擦拭消毒;多重耐药菌、传染病患者专人专用。

106. 止血带的清洁、消毒、灭菌方法及注意事项是什么?

答:(1)清洁消毒应用流动水冲洗后干燥。

(2)消毒与灭菌应浸泡于含有效氯500mg/L的消毒液中30min,清洗干燥备用。

(3)应一人一用一清洁;在有污染时随时消毒。

(4)应注意多重耐药菌、传染病患者专人专用。

107. 重复使用器械、器具(治疗碗、剪刀、拆钉器等)的清洁、消毒、灭菌方法及注意事项是什么?

答:(1)清洁消毒应用流动水冲洗干净。

(2)消毒与灭菌应使用压力蒸汽灭菌或低温灭菌。

(3)应由科室预处理后交由消毒供应中心集中处理。

108. 呼吸机、监护仪、输液泵、雾化器等设备表面的清洁、消毒、灭菌方法及注意事项是什么?

答:(1)清洁消毒应用湿巾擦拭。

(2)消毒与灭菌应使用一次性消毒湿巾或75%乙醇。

(3)应每日消毒;感染高风险部门每班次擦拭1次。

109. 除颤仪、心电图仪、B超诊断仪的清洁、消毒、灭菌方法及注意事项是什么?

答:(1)清洁消毒应用湿巾擦拭。

(2)消毒与灭菌应使用一次性消毒湿巾或75%乙醇。

(3)应每日擦拭2次,对于直接接触患者的部分,使用完应立即清洁消毒。

(4)应在按照规定清洁、消毒与灭菌的同时,按照厂家说明书操作。

110. MRI(磁共振成像)设备、CT(计算机层析成像)设备、DR(数字X射线摄影)设备的清洁、消毒、灭菌方法及注意事项是什么?

答:(1)清洁消毒应用湿巾擦拭。

(2)消毒与灭菌应使用一次性消毒湿巾或75%乙醇。

(3)应每日2次清洁消毒。

(4)应在按照规定清洁、消毒与灭菌的同时,按照厂家说明书操作。

111. 耳温仪的清洁、消毒、灭菌方法及注意事项是什么?

答:(1)应随时保持清洁,耳套专人专用。

(2)使用75%乙醇擦拭表面。

112. 输液架的清洁、消毒、灭菌方法及注意事项是什么?

答:(1)清洁消毒应使用清水湿式擦拭。

(2)消毒与灭菌应使用含有效氯500mg/L的消毒液擦拭。

(3)每日至少清洁1次,有污染时应及时清洁消毒。

113. 床单元(床、床头柜、椅子等)的清洁、消毒、灭菌方法及注意事项是什么?

答:(1)清洁消毒应使用清水及清洁剂。

(2)消毒与灭菌应使用一次性消毒湿巾或用含有效氯500mg/L的消毒液擦拭消毒。

(3)每日至少清洁1次,有污染时应及时清洁消毒。

(4)高风险部门应每班次清洁消毒1次。

114. 设备带、呼叫器按钮的清洁、消毒、灭菌方法及注意事项是什么?

答:(1)清洁消毒应使用湿式清洁。

(2)消毒与灭菌应使用一次性消毒湿巾或用含有效氯500mg/L的消毒液擦拭消毒。

(3)应每日清洁,并在患者离开该床位时进行终末消毒。

115. 电脑、电话、键盘的清洁、消毒、灭菌方法及注意事项是什么?

答:(1)清洁消毒应使用湿式清洁。

(2)消毒与灭菌应使用一次性消毒湿巾或使用屏障保护膜(需按频次更换)。

(3)应每日清洁,并在有污染时及时擦拭消毒。

(4)高风险部门应每班次擦拭1次。

116. 病历夹、病历车的清洁、消毒、灭菌方法及注意事项是什么?

答:(1)清洁消毒应使用清水或一次性消毒湿巾清洁。

(2)消毒与灭菌应使用一次性消毒湿巾或含有效氯500mg/L的消毒液擦拭消毒。

(3)应保持清洁,污染时及时擦拭消毒。

117. 共用洁具(水龙头、水池、坐便器)的清洁、消毒、灭菌方法及注意事项是什么?

答:(1)清洁消毒应用清水或加清洁剂湿式清洁。

(2)消毒与灭菌应使用含有效氯500mg/L的消毒液擦拭。

(3)每日消毒,污染时及时擦拭消毒。

118. 公共诊疗区域物体表面(电梯按钮、电梯扶手、门、桌、椅子、门把手、电源开关等)的清洁、消毒、灭菌方法及注意事项是什么?

答:(1)清洁消毒时应用清水或加清洁剂湿式清洁。

(2)消毒与灭菌可以使用以下任一方法:一次性消毒湿巾;75%乙醇;含有效氯500mg/L的消毒液擦拭。

(3)清洁消毒应≥2次/d,污染时及时擦拭消毒。

(4)高风险部门应每班次擦拭1次(每日≥3次)。

119. 床单、被套、枕套的清洁、消毒、灭菌方法及注意事项是什么？

答：(1)可集中送洗衣房清洗、消毒。

(2)消毒与灭菌首选热洗涤方法。

(3)住院患者、急诊室患者应一人一套一更换；污染时应及时更换，清洁、消毒。

(4)感染病患者的病员服、被单等放橘红色污物袋或可溶性污物袋或做好标识，送洗衣房单独清洗。

120. 被芯、枕芯、床褥垫的清洁、消毒、灭菌方法及注意事项是什么？

答：(1)消毒清洁可集中送洗衣房清洗、消毒，否则按医疗废物处理。

(2)消毒与灭菌可使用床单元消毒器消毒30min或参照使用说明。

(3)应一人一消毒，有污染时随时更换清洗。

(4)长期使用的应注意定期更换。

121. 地面的清洁、消毒、灭菌方法及注意事项是什么？

答：(1)清洁消毒应使用清水或加清洁剂湿式清洁。

(2)消毒与灭菌应使用含有效氯500mg/L的消毒液擦拭。

(3)清洁消毒频次应≥2次/d；污染时及时消毒。

(4)不同病室及区域之间，擦拭地面的地巾应更换，用后清洗消毒，干燥保存。

(5)清洁剂/消毒剂使用严禁"二次浸泡"（指将使用后已污染的清洁用具再次浸泡）。

122. 空气的清洁、消毒、灭菌方法及注意事项是什么？

答：(1)清洁消毒应开窗通风，自然通风不良时，使用空气消毒器。

(2)消毒与灭菌应使用动态空气消毒器消毒30min或参照使用说明。

(3)自然通风:每日开窗通风≥2次,≥30min/次。

(4)空气消毒器:每日≥2次,≥30min/次,或参照机器使用说明。

(5)应注意在有人情况下不能使用紫外线灯辐照消毒或化学消毒。

123. 空调净化设备出、回风口及空调通风系统风口的清洁、消毒、灭菌方法及注意事项是什么?

答:(1)清洁消毒应湿式清洁。

(2)清洁消毒频次:出、回风口为1次/周;空调系统风口为1次/月。

(3)应定期清洗过滤网、更换过滤器。

124. 便器的清洁、消毒、灭菌方法及注意事项是什么?

答:(1)清洁消毒应用流动水冲洗后干燥备用。

(2)消毒与灭菌应浸泡含有效氯500mg/L的消毒液中30min,流动水冲洗,干燥备用或使用便器清洗消毒器处理。

(3)应专人专用,非专人专用的便器一用一消毒。

125. 布巾的清洁、消毒、灭菌方法及注意事项是什么?

答:(1)清洁消毒应使用流动水清洗。

(2)消毒与灭菌应使用含有效氯250~500mg/L的消毒液浸泡30min,清水冲洗,干燥备用;或采用机械清洗,热力消毒,机械干燥后装箱备用。

(3)一床一巾;不同患者之间和洁污区域之间应及时更换。

(4)擦拭两个不同物体表面或布巾变脏时应更换。

(5)清洁剂/消毒剂使用严禁"二次浸泡"。

(6)布巾擦拭时按照"S"形走势、八面法,勿重复擦拭已清洁区域。

126. 地巾(拖把头)的清洁、消毒、灭菌方法及注意事项是什么?

答:(1)清洁消毒应使用流动水清洗。

(2)消毒与灭菌应使用含有效氯250~500mg/L的消毒液浸泡30min,清水冲洗,干燥备用,或采用机械清洗,热力消毒,机械干燥后装箱备用。

(3)每个房间1个拖把头。

(4)清洁剂/消毒剂使用严禁"二次浸泡"。

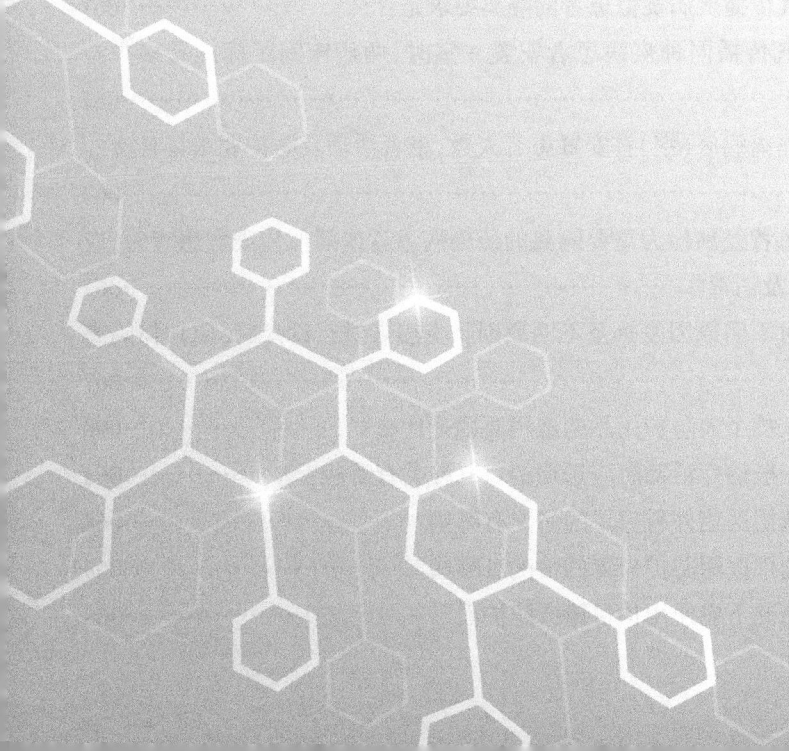

第四篇　隔离技术

第四篇　隔离技术

1. 标准预防的定义是什么?

答:基于患者的体液(血液、组织液等)、分泌物(不包括汗液)、排泄物、黏膜和非完整皮肤均可能含有病原体的情况,针对医院患者和医务人员采取的一组预防感染的措施。

2. 标准预防包括什么?

答:包括手卫生,根据预期可能的暴露穿戴手套、隔离衣、口罩、帽子、护目镜或防护面罩等个人防护用品,安全注射,以及穿戴合适的防护用品来处理污染的物品与医疗器械等。

3. 传染源一般通过哪几种方式进行传播?

答:传染源一般通过空气传播、飞沫传播、接触传播的方式进行传播。

4. 污染区包括哪些?

答:病室、患者用后复用物品和医疗器械等的处置室、污物间、患者用卫生间,以及入院、出院处理室等。

5. 应怎样设置"两通道"?

答:医务人员通道、出入口设在清洁区一端,患者通道、出入口设在污染区一端。

6. 隔离管理应采取哪几类措施?

答:隔离感染源、切断传播途径、保护易感人群。

7. 医院各类风险区域应如何设置?

答:医院内按感染风险划分为低度风险区域、中度风险区域、高度风险区域三类。

低度风险区域包括行政管理部门、图书馆、会议室、病案室等。

中度风险区域包括普通病区、门诊科室、功能检查室等。

高度风险区域包括感染性疾病科、手术部(室)、重症监护病区(室)、移植病区、烧伤病区(室)等。

8. 普通病房单排病床通道净宽要求是什么?

答:普通病房单排病床通道净宽应不小于1.1m。

9. 普通病房双排病床(床端)通道净宽要求是什么?

答:普通病房双排病床(床端)通道净宽应不小于1.4m。

10. 普通病房病床间距要求是什么?

答:普通病房病床间距应大于0.8m。

11. 感染性疾病病区对不同种类的感染性疾病患者应如何安置?

答:感染性疾病病区对不同种类的感染性疾病患者应分室安置。

12. 经飞沫传播疾病的疑似患者应如何安置?

答:经飞沫传播疾病的疑似患者应单独安置。

13. 经飞沫传播确诊的同种疾病患者安置于一室时,两病床间距标准是多少?

答: 经飞沫传播确诊的同种疾病患者安置于一室时,两病床间距应不小于1.2m。

14. 经空气传播疾病疑似患者的隔离要求是什么?

答: 经空气传播疾病疑似患者应单独安置。

15. 经空气传播同种疾病患者安置一室时,两病床间距标准是多少?

答: 经空气传播同种疾病患者安置一室时,两病床间距应不小于1.2m。

16. 负压隔离病区(室)宜安置患者人数、患者活动及防护要求是什么?

答: 一间负压隔离病室宜安排一个患者,限制患者到本病室外活动,如需外出时佩戴医用外科口罩。

17. 门诊患者经预检为需要隔离的传染病患者或疑似传染病患者时,应如何处置及消毒?

答: 经预检为需要隔离的传染病患者或疑似传染病患者,应及时将患者分诊至感染性疾病科或相应分诊点就诊,同时对接诊处采取必要的消毒措施。

18. 急诊对不明原因发热及不明原因肺炎患者进行诊疗时,应如何隔离预防?

答: 对不明原因发热及不明原因肺炎患者进行诊疗时,应在标准预防的基础上按照空气传播疾病进行隔离预防。

19. 医务人员个人防护用品的选用原则是什么?

答:医务人员应根据标准预防、不同传播途径疾病预防与控制需要及疾病危害性,选择适宜的个人防护用品。

20. 从事一般诊疗活动时应选用的口罩种类有哪些?

答:从事一般诊疗活动可佩戴一次性使用医用口罩或医用外科口罩。

21. 适合选用医用外科口罩的情况有哪些?

答:手术部(室)工作或诊疗护理免疫功能低下患者、进行有体液喷溅的操作或侵入性操作时应戴医用外科口罩。

22. 适合选用医用防护口罩的情况有哪些?

答:接触经空气传播传染病患者、近距离(≤1m)接触飞沫传播的传染病患者或进行产生气溶胶的操作时,应佩戴医用防护口罩。

23. 哪些情况下应使用护目镜或防护面罩?

答:在进行可能发生患者体液(血液、组织液等)、分泌物、排泄物等喷溅的诊疗和护理操作时,应使用护目镜或防护面罩。

24. 宜使用全面型防护面罩的情况有哪些?

答:为呼吸道传染病患者进行气管插管、气管切开等近距离操作,可能发生患者体液(血液、组织液等)、分泌物等喷溅时,宜使用全面型防护面罩。

25. 哪些情况下应使用一次性使用灭菌橡胶外科手套?

答:进行手术、换药等无菌操作以及接触患者破损皮肤、黏膜时,应佩戴一次性使用灭菌橡胶外科手套。

26. 哪些情况下应穿隔离衣?

答:(1)接触经接触传播的感染性疾病患者或其周围环境,如肠道传染病患者、多重耐药菌感染患者等时。

(2)可能受到患者体液(血液、组织液等)、分泌物、排泄物污染时。

(3)对实施保护性隔离的患者,如大面积烧伤、骨髓移植等患者进行诊疗、护理时穿无菌隔离衣。

27. 哪些情况下应穿医用一次性防护服?

答:(1)接触甲类及乙类按甲类管理的传染病患者时。

(2)接触传播途径不明的新发传染病患者时。

(3)为高致病性、高病死率的传染病患者进行诊疗护理操作时。

28. 哪些情况下应佩戴帽子?

答:进行无菌技术操作,进入污染区、保护性隔离区域、洁净医疗用房等应佩戴帽子。

29. 哪些情况下应选择使用防水围裙?

答:可能受到患者的体液(血液、组织液等)、分泌物及其他污染物质污染,以及进行复用医疗器械的清洗时,应穿防水围裙。

30. 哪些情况下应选择使用鞋套?

答:从潜在污染区进入污染区时、从缓冲间进入负压隔离病室时和进入洁净医疗用房时,都应穿鞋套。

31. 隔离病区(室)黄色、粉色、蓝色标识颜色分别指哪种传播途径的传染病隔离?

答:黄色标识一般用于经空气传播的隔离,粉色标识一般用于经飞沫传播的隔离,蓝色标识一般用于经接触传播的隔离。

32. 接触属于接触隔离患者的体液(血液、组织液等)、分泌物、排泄物等物质时,应选择的个人防护用品和防护措施是什么?

答:接触隔离患者的体液(血液、组织液等)、分泌物、排泄物等物质时,应佩戴一次性使用医用橡胶检查手套,手上有伤口时应佩戴双层手套;接触污染物品后、离开隔离病室前应摘除手套,洗手和/或手消毒。

33. 在进入经接触传播疾病患者的病室,从事可能污染工作服的操作时,应穿隔离衣,离开病室时应如何处置?

答:在进入经接触传播疾病患者的病室,从事可能污染工作服的操作时,应穿隔离衣,离开病室应脱下隔离衣。

34. 使用后的非一次性隔离衣应如何处置?

答:使用后的非一次性隔离衣,应按要求悬挂。

35. 使用后的一次性隔离衣应如何处置?

答:使用后的一次性隔离衣,应按医疗废物管理要求进行处置。

36. 经飞沫传播疾病患者及探视人员的防护用品选择及管理是什么?

答:(1)宜限制患者的活动范围;患者病情容许时,应佩戴医用外科口罩,并定期更换。

(2)探视者应佩戴医用外科口罩,且与患者保持1m以上安全距离。

37. 经飞沫传播疾病患者的转运原则是什么?

答:经飞沫传播疾病患者应减少转运,当需要转运时,医务人员应注意做好防护。

38. 在对经飞沫传播疾病患者实施诊疗时医务人员防护标准是什么?

答: 在对经飞沫传播疾病患者实施诊疗时医务人员应:

(1)根据诊疗的需要,穿戴合适的防护用品;一般诊疗护理操作佩戴医用外科口罩,严格手卫生。

(2)与患者近距离(≤1m)接触或进行产生气溶胶的操作时,应佩戴帽子、医用防护口罩;进行可能产生喷溅的诊疗操作时,应佩戴护目镜或防护面罩,穿隔离衣;当接触患者及其体液(血液、组织液等)、分泌物、排泄物等时应佩戴一次性使用医用橡胶检查手套,操作完成后严格手卫生。

39. 经空气传播传染病患者的收治、病房安置及转运措施是什么?

答: (1)原则上应尽快转送至有条件收治经空气传播传染病患者的医院或科室进行收治,转运过程中做好医务人员的防护。

(2)具有传染性的肺结核患者,宜安置在负压隔离病室。

40. 经空气传播传染病患者的防护措施及管理是什么?

答: 当患者病情容许时,宜让其佩戴医用外科口罩,定期更换;宜限制其活动范围。

41. 医务人员进入确诊或可疑经空气传播传染病患者房间时的防护用品选择有哪些?

答: 医务人员进入确诊或可疑传染病患者房间时,应佩戴帽子、医用防护口罩;进行可能产生喷溅的诊疗操作时,应佩戴护目镜或防护面罩,穿隔离衣;当接触患者及其体液(血液、组织液等)、分泌物、排泄物等时应佩戴一次性使用医用橡胶检查手套。

42. 医院中患者及医务工作者呼吸道卫生防护要求有哪些?

答:(1)应对医务人员、患者、探视者进行培训教育。

(2)打喷嚏、咳嗽时用纸巾盖住口鼻并立即弃置用过的纸巾。

(3)当患者病情允许、可以耐受时,需佩戴医用外科口罩。

(4)接触呼吸道分泌物后实施手卫生。

(5)宜使呼吸道感染患者在候诊区内相互间保持1m以上的距离。

(6)医务人员诊疗有呼吸道感染症状和体征的患者时应佩戴医用外科口罩。

(7)接诊疑似经空气传播疾病或不明原因传播疾病的患者时应佩戴医用防护口罩。

43. 哪些情况需要佩戴手套?

答:进行有可能接触患者体液(血液、组织液等)、分泌物、排泄物等的诊疗、护理、清洁等工作时应佩戴手套。

44. 进行无菌操作和非无菌操作时分别应选用哪种手套?

答:无菌操作时应佩戴一次性使用灭菌橡胶外科手套,非无菌操作应佩戴一次性使用医用橡胶检查手套。

45. 进行清洁工作时需要佩戴哪种手套?

答:清洁工作可佩戴重复使用的橡胶手套,操作完毕,脱去手套后立即洗手/手消毒。

46. 什么情况下需佩戴医用外科口罩、面罩或护目镜?

答:在诊疗、护理操作过程中,有可能发生体液(血液、组织液等)、分泌物等喷溅到面部时应佩戴医用外科口罩、面罩或护目镜。

47. 什么情况下需穿隔离衣或防水围裙?

答:有可能发生体液(血液、组织液等)、分泌物等大面积喷溅或者有可能污染身体时,应穿隔离衣或防水围裙。

48. 接触患者黏膜或破损皮肤时应佩戴哪种手套?

答:接触患者黏膜或破损的皮肤时应佩戴一次性使用灭菌橡胶外科手套。

49. 安全注射相关注意事项有哪些?

答:(1)每次注射均使用一次性使用无菌注射器及针头。

(2)宜使用单剂量包装的注射剂。

(3)输液及给药装置只能用于一位患者,不能多位患者共用,每次使用后合理处置。

(4)应严格遵守无菌操作规范;一次性使用无菌物品应一人一用一丢弃。

50. 预防锐器伤注意事项有哪些?

答:(1)在进行侵袭性诊疗、护理操作过程中,宜使用具有防刺性能的安全注射装置。

(2)不应用手直接接触使用后的锐器。

(3)不应双手回套针帽。

(4)使用后的锐器应直接放入耐刺、防渗漏的专用锐器盒中。

(5)重复使用的锐器,应放在防刺、防渗漏的容器内运输和处理。

(6)保证光线充足。

51. 由清洁区进入潜在污染区时,手部皮肤破损的应额外选择哪种防护用品?

答:由清洁区进入潜在污染区时,手部皮肤破损的应佩戴一次性使用医用橡胶检查手套。

52. 为患者进行吸痰、气管插管、气管切开等可能被患者的分泌物及体内物质喷溅的诊疗护理工作前,应额外选择哪种防护用品?

答:为患者进行吸痰、气管插管、气管切开等可能被患者的分泌物及体内物质喷溅的诊疗护理工作前,应佩戴护目镜或防护面罩或全面型呼吸防护器。

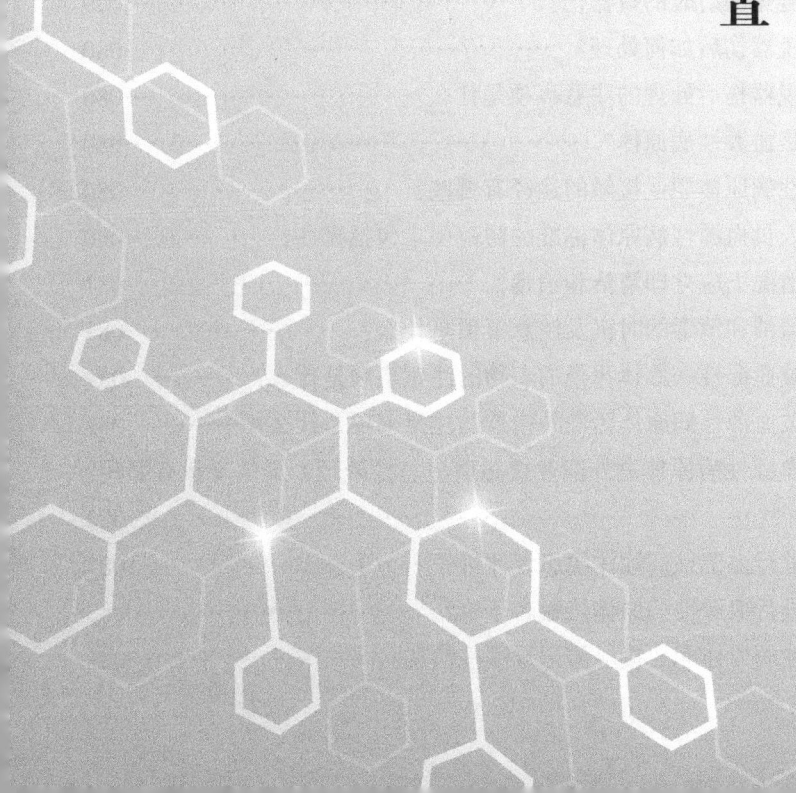

第五篇
职业暴露预防与处置

第五篇　职业暴露预防与处置

1. 安全注射的定义是什么？

答：世界卫生组织（World Health Organization，WHO）将安全注射定义为：注射操作对接受注射者无害，对实施注射操作的医务人员不带来可避免的暴露风险，注射废物不对他人和环境造成危害。

2. 什么是最大无菌屏障？

答：最大无菌屏障是指置入中心导管、进行实体脏器穿刺或注射等操作时应使用的屏障技术，包括操作人员佩戴医用外科口罩和帽子、佩戴无菌手套、穿无菌手术衣，患者全身覆盖大无菌巾。

3. 皮下、皮内、肌内注射操作时的个人防护用品应如何使用？

答：实施皮下、皮内、肌内注射操作时宜佩戴普通医用口罩。

4. 采血或静脉注射操作时的个人防护用品应如何使用？

答：实施采血或静脉注射操作时宜佩戴普通医用口罩，必要时佩戴清洁手套。

5. 更换中心导管穿刺部位的敷料时的个人防护用品应如何使用？

答：更换中心导管穿刺部位的敷料时应佩戴医用外科口罩、无菌手套。

6. 实施关节腔内注射、中心静脉导管置管等操作时的个人防护用品应如何使用？

答：实施关节腔内注射、中心静脉导管置管等操作时，应采用最大无菌屏障措施。即操作人员佩戴医用外科口罩和帽子、佩戴无菌手套、穿无菌手术衣，患者全身覆盖大无菌巾。

7. 为患有经空气或飞沫传播疾病的患者实施注射操作时的个人防护用品应如何使用？

答：为患有经空气或飞沫传播疾病的患者实施注射操作时，应佩戴医用防护口罩。

8. 实施可能发生血液、体液、分泌物喷溅的注射操作时的个人防护用品应如何使用？

答：实施可能发生血液、体液、分泌物喷溅的注射操作时，应戴护目镜或防护面罩，穿防渗透隔离衣。

9. 注射操作中应穿隔离衣的情况有哪些？

答：接触已隔离的感染性疾病患者，如多重耐药菌感染患者；接触实施保护性隔离的患者，如大面积烧伤、干细胞移植患者等。

10. 如何避免注射时的锐器伤？

答：操作环境宽敞整洁安静、光线充足，用物准备齐全，避免不必要的人员走动，确认患者可以配合；注射用物准备齐全，宜使用安全型器具；操作时配备锐器盒，置于方便使用的位置；使用过的针头应立即放入锐器盒中，锐器盒实际容量达到容积的3/4应更换；避免手持锐器随意走动、徒手传递针头等锐器、双手回套针帽、徒手拆卸使用过的针头、二次分拣使用过的针头和注射器等危险行为。

11. 发生锐器伤后如何处理?

答:取出留在伤口上的锐器;皮肤损伤使用肥皂液和流动水冲洗,黏膜损伤使用生理盐水冲洗,冲洗时间大于5min;用75%乙醇或0.5%碘伏等皮肤消毒剂消毒伤口后包扎;向感染管理部门报告医疗锐器伤事件;由专业人员评估职业暴露风险等级,采取相应暴露后预防措施。

12. 发生锐器伤后处理的注意事项是什么?

答:伤口边冲边由近心端向远心端轻轻挤压,尽可能挤出损伤处的血液。但注意避免反复挤压,以免因伤口局部压力减轻导致病原体快速入血。

13. 什么是血源性病原体?

答:存在于血液和某些体液中能引起人体疾病的病原微生物,例如乙型肝炎病毒(HBV)、丙型肝炎病毒(HCV)和艾滋病病毒(人类免疫缺陷病毒,HIV)等。

14. 血源性病原体职业接触的途径有哪些?

答:在从事职业活动时,通过眼、口、鼻及其他黏膜,破损皮肤或胃肠道外途径(针刺、人咬伤、擦伤和割伤等途径穿透皮肤或黏膜屏障),接触到血液或其他潜在传染性的物质。

15. 医务人员血源性病原体标准的防范要求包括哪些?

答:(1)配置洗手和洗眼设施。

(2)使用适宜的个人防护用品。

(3)合理安置病人。

(4)制定并遵守环境操作规程,包括医疗废物处理、工作场所的清理清洁和被服清洁。

(5)对锐器进行适当的处理和处置。

(6)制定适宜的职业安全卫生工作操作规程。

(7)保障生物标本的规范处理与安全运送。

(8)设备管理与维护。

16. 什么情况下应立即清洁和消毒？

答：任何设备、环境或工作台面被血液或其他潜在传染物污染后应立即清洁和消毒。

17. 日常清洁和消毒的时机及注意事项是什么？

答：(1)工作结束后,应使用适当的消毒剂消毒被污染的工作台面。当工作台面被血液、体液或其他潜在传染物明显污染后,或在上次清洁后工作台面又被污染,应立即消毒。

(2)当工作台面的保护性覆盖物(如塑料盖布、铝箔、防渗透的吸水纸等)被明显污染时,应及时更换。

(3)应定期检查、清洁消毒箱、桶、罐或类似的重复使用容器;若容器被污染,应及时清洁、消毒。

(4)禁止用手直接拿取被污染的破损玻璃物品,应使用刷子、垃圾铲和夹子等器械处理。

(5)禁止直接把手伸入容器中处理被污染的重复性使用的锐器。

(6)消毒剂、消毒方法及操作程序按国家有关卫生消毒的标准和规范执行。

18. 处理被血源性病原体污染的衣物的注意事项是什么？

答：(1)在处理被血源性病原体污染的衣物时应尽量少抖动。

(2)应在规定的区域将被污染的衣物装入规定的袋内或容器中,不应在工作区域对其进行分类或浸泡。

(3)装有被血源性病原体污染的衣物的袋子或容器,应按规定进行生物警示标示后才能移交到洗衣房。

(4)应将被血源性病原体污染的衣物装入防渗漏的袋子或容器中。

(5)应为直接接触被血源性病原体污染的衣物的清洗者配备防护手套或其他适宜的个人防护用品。

19. 处理被血源性病原体污染的锐器的注意事项是什么?

答:(1)被污染的锐器应尽快废弃至密闭、防刺破和防泄漏的容器中。

(2)存放被污染的锐器的容器应尽可能放在靠近工作场所并且醒目的位置上,以方便安全使用;使用时应竖放,定期更换,不许存放过满。

(3)存放被污染的锐器的容器移出使用区或更换时,应先盖好容器,防止在处理、储存和运输过程中发生内容物的溢出和外露;移出前若有发生穿透或泄露的可能,应将其放入第二层容器中,第二层容器的要求同第一层。

(4)不能徒手打开、清空或清洗重复性使用的容器,避免操作时造成皮肤损伤。

20. 发生血源性病原体意外职业接触后应怎样处理? 具体步骤有哪些?

答:发生血源性病原体意外职业接触后应立即进行局部处理,具体如下:

(1)用肥皂液和流动水清洗被污染的皮肤,用生理盐水冲洗被污染的黏膜。

(2)如有伤口,应当由近心端向远心端轻轻挤压,避免挤压伤口局部,尽可能挤出损伤处的血液,再用肥皂液和流动水进行冲洗。

(3)受伤部位的伤口冲洗后,应当用消毒液,如用70%乙醇溶液或者0.5%聚维酮碘溶液进行消毒并包扎伤口;被接触的黏膜,应当反复用生理盐水冲洗干净。

21. 如何进行血源性病原体源患者评价?

答:(1)根据现有信息评估被传染的风险,包括源患者的液体类型(例如血液、可见体液、其他潜在的传染性液体或组织和浓缩的病毒)和职业接触类型(即经皮伤害、经黏膜或破损皮肤传播、叮咬)。

(2)对已知源患者进行乙型肝炎病毒表面抗原、丙型肝炎病毒抗体和艾滋病病毒检测。

(3)对于未知源患者,要评估接触者被乙型肝炎病毒、丙型肝炎病毒、艾滋病病毒感染的风险。

(4)不应检测被废弃的针具或注射器的病毒污染情况。

22. 如何进行血源性病原体接触者评价?

答:通过乙型肝炎疫苗接种史和接种效果评估接触者乙型肝炎病毒感染的免疫状况。

23. 血源性病原体职业接触需记录哪些信息?

答:(1)基本情况应包括:职业、既往发生职业接触的情况、个人防护用品的使用情况、是否接受过专业操作培训和是否接受过职业安全卫生操作培训。

(2)本次接触方式包括:接触部位是皮肤(是否破损)还是黏膜,具体接触部位在何处,接触面积大小,接触量和接触时间情况,污染物来源何处。若为针刺或锐器割伤,具体为何种器械,损伤程度和危险度评估情况,污染物来源何处。若为其他方式职业接触,则应记录具体致伤方式。

(3)本次发生经过的具体描述包括:发生时间、发生地点、发生经过和事故原因初步分析。

(4)接触后的紧急处理:若接触部位是皮肤,接触后是否清水冲洗,是否用了肥皂,是否挤出损伤处血液,消毒药物是哪种,冲洗时间是多久。若接触部位为黏膜,接触后是否用生理盐水和清水冲洗,有无使用其他处理液,冲洗时间是多久等内容。

24. 乙型肝炎病毒职业接触后预防措施是什么?

答:接触后预防措施与接种疫苗的状态紧密相关。

(1)未接种疫苗者,应采取注射乙型肝炎免疫球蛋白和接种乙型肝炎疫苗的措施。

(2)以前接种过疫苗,已知有保护性抗体者,无须处理。

(3)以前接种过疫苗,已知没有保护性抗体者,应采取注射乙型肝炎免疫球蛋白和接种乙型肝炎疫苗的措施。

(4)如乙型肝炎病毒感染状态不明确者,应采取注射乙型肝炎免疫球蛋白和接种乙型肝炎疫苗的措施,同时进行乙型肝炎病毒血清检测,根据结果确认是否接种第2、3针乙型肝炎疫苗。

25. 对乙型肝炎病毒接触者如何开展跟踪检测?

答:(1)对接种乙型肝炎疫苗的接触者开展跟踪检测,在最后一剂疫苗接种1~2个月最后进行病毒抗体追踪检测。

(2)如果3~4个月前注射过乙型肝炎免疫球蛋白,则抗原抗体反应不能确定为接种疫苗后产生的免疫反应。

26. 丙型肝炎病毒职业接触后预防措施是什么?

答:丙型肝炎病毒接触后不推荐采用接触后预防措施。

27. 丙型肝炎病毒接触者如何开展跟踪检测?

答:(1)接触4~6个月之后进行丙型肝炎抗体和丙氨酸转氨酶基线检测和追踪检测。

(2)如想早期诊断丙型肝炎病毒感染,应在接触4~6周后检测丙型肝炎病毒 RNA。

(3)通过补充检测,反复确认丙型肝炎病毒抗体酶免疫水平。

28. 艾滋病病毒职业接触后预防措施是什么?

答:应尽快采取接触后预防措施,预防性用药应当在发生艾滋病病毒职业接触后 4h 内实施,最迟不得超过 24h。但即使超过 24h,也应实施预防性用药。并且对所有不知是否怀孕的育龄妇女进行妊娠检测。育龄妇女在预防性用药期间,应避免或终止妊娠。

29. 艾滋病病毒的预防性用药应注意哪些事项?

答:(1)如果存在用药指征,则应当在接触后尽快开始接触后预防。

(2)接触后 72h 内应当考虑对接触者进行重新评估,尤其是获得了新的接触情况或源患者资料时。

(3)在接触者可耐受的前提下,给予 4 周的接触后预防用药。

(4)如果证实源患者未感染血源性病原体,则应当立即中断接触后预防性用药。

30. 对艾滋病病毒接触者如何开展跟踪检测?

答:(1)接触后应于 6 个月内开展艾滋病病毒追踪检测,包括在接触后的第 4 周、第 8 周、第 12 周及 6 个月时对艾滋病病毒抗体进行检测,对服用药物的毒性进行检测和处理,观察并记录艾滋病病毒感染的早期症状等。

(2)接触者发生疾病并伴随反复出现的急性症状,则开展艾滋病病毒抗体检测。

(3)接触者应采取预防措施防止随访期间的再次传染。

(4)在接触后 72h 内评估接触者的接触后预防水平,并进行至少 2 周的药品毒性监测。

31. 什么是呼吸道职业暴露?

答:缺乏呼吸道防护措施、呼吸道防护措施损坏时(如口罩松动、脱落等)、使用无效呼吸道防护措施(如使用不符合规范要求的口罩)与传染病确诊患者密切接触;被传染病病毒污染的手接触口鼻等。

32. 医务人员发生呼吸道职业暴露后应怎样处理并撤离污染区?

答:医务人员发生呼吸道职业暴露时,应当即刻采取措施保护呼吸道(用规范实施手卫生后的手捂住口罩或紧急外加一层口罩等),按规定流程撤离污染区。

33. 医务人员发生呼吸道职业暴露后应怎样脱卸防护用品?

答:通过脱卸区,按照规范要求脱卸防护用品。

34. 医务人员发生呼吸道职业暴露后应怎样处置呼吸道?

答:根据情况可用清水、0.1%过氧化氢溶液、碘伏等清洁消毒口腔或/和鼻腔,佩戴医用外科口罩后离开。

35. 医务人员发生呼吸道职业暴露应急处置后应怎样上报?

答:应及时报告当事科室的主任、护士长和医疗机构的主管部门,并填写医护人员职业暴露记录表,尤其是暴露原因,认真总结分析,预防类似事件的发生。

36. 保障安全注射的措施有哪些?

答:(1)改善病人和医护人员的行为,减少不必要的注射,如可通过口服药物治疗的患者,应鼓励其使用口服药。

(2)所有的医护人员熟练掌握一次性注射器或经充分消毒的注射设备的使用方法。

(3)宜使用安全注射装置和容器。

(4)免疫注射时使用自毁型注射器、一次性注射器和针具。

37. 手术中降低锐器与皮肤接触风险的措施有哪些?

答:(1)开放伤口/体腔进行操作者不宜超过1人,如为手术安全和手术成功所必需可适当增加人员。

(2)采用"免用手"技术,任何锐器不能同时由两个人触摸;避免手术中经手传递锐器。

(3)保证锐器或针具在传递过程中能经过一个"过渡区域"安全传递;将锐器放置到过渡区域时要进行告知;过渡区域可以是一个弯盘或手术区的指定区域。

(4)确保解剖刀和锐利针具不被遗落在手术区域,负责擦洗的护士应迅速将手术人员及其助手堆放在"过渡区域"的物品清理干净。

(5)在缝合时尽可能使用工具而不是手指来牵引或握持组织。

(6)使用器械处理针具和转移手术刀。

(7)要求非利手及助手远离针具和锐器。

(8)在缝合前移走锐器;缝合时使用工具来牵引缝合线和打结。

38. 手术中降低血液与皮肤接触风险的措施有哪些?

答:(1)如果怀疑或确认手套被刺破,应尽快更换手套。

(2)外科手术延长时,即使没有怀疑或确认手套被刺破,手术人员及其助手也应定期更换手套。

(3)保护身体、眼睛和面部,免受职业接触的风险。

(4)认为有血液直接接触并造成"穿透"的风险时,例如预测手术中会大出血,则应选用袖口与袖子防水、内衬为塑料围裙的手术衣。

(5)如果腿或脚有可能被污染,则应确保用防渗透的手术衣或围裙将腿覆盖,穿防渗透鞋,尽量选用高靿套靴,在手术单上提供"收集袋",以降低腿和脚被污染的风险。

(6)佩戴头盔和外科面罩。男性医护人员佩戴面罩比头盔更好,以保护刚刮过胡子的脸颊和颈部。

(7)手术结束后,在病人离开手术室之前,确保彻底清洁病人皮肤上的血迹。

(8)离开污染区时,脱下所有的防护服,包括防渗透鞋;所有被污染的、能重复使用的防护服,包括防渗透鞋,都应当进行清洁、消毒或灭菌处理,在处理过程中应当遵循普遍防护的原则;防渗透鞋在使用之后应当充分去污。

39. 手术中降低眼睛和面部被污染接触风险的措施具体有哪些?

答:(1)使用护目镜保护眼睛黏膜免受污染。护目镜可以防止溅洒伤害(包括侧面溅洒)避免造成视力损失和眼睛不适。如果手术过程中存在血液溅洒的风险,包括气溶胶或其他潜在的传染性物质时,应当考虑使用面罩。也可选用同时保护眼睛和面部的个人防护用品。

(2)应当准备洗眼器,以备发生事故时使用,在洗眼之前应取下隐形眼镜。

第六篇　医疗废物管理

第六篇　医疗废物管理

1. 医疗废物的定义是什么？

答: 医疗卫生机构在医疗、预防、保健以及其他相关活动中产生的,具有直接或者间接感染性、毒性以及其他危害性的废物。

2. 《医疗废物分类目录(2021年版)》规定医疗废物应如何分类？

答: 医疗废物分为五类:感染性废物、损伤性废物、病理性废物、药物性废物和化学性废物。

3. 感染性废物的常见组分或废物名称是什么？

答: 感染性废物是指携带的病原微生物具有引发感染性疾病传播危险的医疗废物。包含:被患者血液、体液、排泄物等污染的除锐器以外的废物;使用后废弃的一次性使用医疗器械,如注射器、输液器、透析器等;病原微生物实验室废弃的病原体培养基、标本、菌种和毒种保存液及其容器;其他实验室及科室废弃的血液、血清、分泌物等标本和容器;隔离传染病患者或者疑似传染病患者产生的废弃物。

4. 感染性废物的收集方式是什么？

答: 感染性废物收集于符合《医疗废物专用包装袋、容器和警示标志标准》的、符合一定防渗和撕裂强度性能要求的软质医疗废物包装袋中;病原微生物实验室废弃的病原体培养基、标本,菌种和毒种保存液及其容器,应在产生地点进行压力蒸汽灭菌或者使用其他方式消毒,然后按感染性废物收集处理;隔离传染病患者或者疑似传染病患者产生的医疗废物,应当使用双层医疗废物包装袋盛装。

5. 损伤性废物的常见组分或废物名称是什么?

答:损伤性废物是指能够刺伤或者割伤人体的废弃的医用锐器。包含:废弃的金属类锐器,如针头、缝合针、针灸针、探针、穿刺针、解剖刀、手术刀、手术锯、备皮刀、钢钉和导丝等;废弃的玻璃类锐器,如盖玻片、载玻片、玻璃安瓿等;废弃的其他材质类锐器。

6. 损伤性废物的收集方式是什么?

答:损伤性废物收集于符合《医疗废物专用包装袋、容器和警示标志标准》的一次性专用硬质利器盒中;利器盒达到3/4满时,应当严密封闭,按流程运送、贮存。

7. 病理性废物的常见组分或废物名称是什么?

答:病理性废物是指诊疗过程中产生的人体废弃物和医学实验动物尸体等。包含:手术及其他医学服务过程中产生的废弃的人体组织、器官;病理切片后废弃的人体组织、病理蜡块;废弃的医学实验动物的组织和尸体;16周胎龄以下或重量不足500g的胚胎组织等;确诊、疑似传染病或携带传染病病原体的产妇的胎盘。

8. 病理性废物的收集方式是什么?

答:病理性废物收集于符合《医疗废物专用包装袋、容器和警示标志标准》的医疗废物包装袋中;确诊、疑似传染病产妇或携带传染病病原体的产妇的胎盘应使用双层医疗废物包装袋盛装;可进行防腐或者低温保存。

9. 药物性废物的常见组分或废物名称是什么?

答:药物性废物是指过期、淘汰、变质或者被污染的废弃药物。包含:废弃的一般性药物;废弃的细胞毒性药物和遗传毒性药物;废弃的疫苗及血液制品。

10. 药物性废物的收集方式是什么?

答:少量的药物性废物可以并入感染性废物中,但应在标签中注明;批量废弃的药物性废物,收集后应交由具备相应资质的医疗废物处置单位或者危险废物处置单位等进行处置。

11. 化学性废物的常见组分或废物名称是什么?

答:化学性废物是指具有毒性、腐蚀性、易燃性、反应性的废弃的化学物品。包含:列入《国家危险废物名录》中的废弃危险化学品,如甲醛、二甲苯等;非特定行业来源的危险废物,如含汞血压计、含汞体温计,废弃的牙科汞合金材料及其残余物等。

12. 化学性废物的收集方式是什么?

答:化学性废物收集于容器中,粘贴标签并注明主要成分;收集后应交由具备相应资质的医疗废物处置单位或者危险废物处置单位等进行处置。

13. 不属于医疗废物的医院废弃物品有哪些?

答:非传染病区使用或者未用于传染病患者、疑似传染病患者以及采取隔离措施的其他患者的输液瓶(袋),盛装消毒剂、透析液的空容器,一次性医用外包装物,废弃的中草药与中草药煎制后的残渣,盛装药物的药杯,尿杯,纸巾、湿巾、尿不湿、卫生巾、护理垫等一次性卫生用品,医用织物以及使用后的大、小便器等。

14. 医疗废物豁免管理是指什么?

答:废弃物符合医疗废物定义,但无风险或者风险较低,在满足相关条件时,在部分环节或全部环节可不按医疗废物进行管理的废弃物。

15. 密封药瓶、安瓿瓶等玻璃药瓶废弃物的豁免环节及条件、内容是什么?

答:密封药瓶、安瓿瓶等玻璃药瓶收集时可盛装在防渗漏、防刺破,并有医疗废物标识或者外加一层医疗废物包装袋的容器中。标签为损伤性废物,并注明:密封药瓶或者安瓿瓶。可以不使用利器盒收集。

16. 导丝废弃物的豁免环节及条件、内容是什么?

答:导丝废弃物收集时盛装容器应满足防渗漏、防刺破要求,并有医疗废物标识或者外加一层医疗废物包装袋。标签为损伤性废物,并注明:导丝。可以不使用利器盒收集。

17. 棉签、棉球、输液贴废弃物的豁免环节及条件、内容是什么?

答:患者自行用于按压止血而未收集于医疗废物容器中的棉签、棉球、输液贴。全过程不按照医疗废物管理。

18. 医疗废物袋的盛装要求是什么?

答:医疗垃圾根据分类不同,使用不同的包装容器,感染性废物、病理性废物、药物性废物、化学性废物均使用印有医疗废物警示标识并加注"感染性废物"字样黄色医疗废物包装袋盛装。使用中的医疗废物转运桶保持加盖状态,达到3/4满即采用"鹅颈结"方式封扎,注明废物类别、时间。医疗垃圾禁止落地,需放置在医疗垃圾专用转运桶内。

19. 医疗废物暂存场所设置要求是什么？

答：医疗废物的暂时贮存设施、设备，应当远离医疗区、食品加工区、人员活动区以及生活垃圾存放场所，并设置明显的警示标识和防渗漏、防鼠、防蚊蝇、防蟑螂、防盗以及预防儿童接触等安全措施。暂时贮存的时间不得超过2d。

20. 医院内部医疗废物转运工作要求是什么？

答：应当使用防渗漏、防遗洒的专用运送工具，将医疗废物收集、运送至暂时贮存地点。运送工具使用后应当在指定地点及时清洁和消毒。

21. 医疗垃圾在转运过程中发生洒漏应如何处置？

答：一旦在转运过程中发生洒漏，根据具体情况采取以洒漏区域为中心，隔离周围直径为2m以上的区域，做好防护并对局部洒漏医疗废物进行消毒处置，按要求重新收集，封袋封扎，对隔离区域环境按流程进行清洁消毒。转运人员必要时需穿隔离衣佩戴护目镜、面屏及专用处置手套对消毒后的医疗废物进行重新收集消毒。

第七篇
中医诊疗技术感染防控

第七篇　中医诊疗技术感染防控

1. 中医针刺类技术相关性感染预防与控制指南(试行)适用范围是什么?

答:适用于毫针技术、耳针技术、三棱针技术、芒针技术、皮内针技术、火针技术、皮肤针技术、鍉针技术及浮针技术等的感染预防与控制。

2. 中医针刺类技术诊室空气环境要求是什么?

答:诊室应具备良好的通风、采光条件。应根据季节、室内外风力和气温,适时进行自然通风和(或)机械通风,保证诊疗场所的空气流通和换气次数。接诊呼吸道传染病患者后应进行空气消毒,可选用空气消毒器、紫外线灯照射及其他合法达标的空气消毒产品,不宜常规采用化学喷雾进行空气消毒。

3. 中医针刺类技术诊室物体表面清洁与消毒要求是什么?

答:要求达到干净、干燥、无尘、无污垢、无碎屑、无异味。遵循先清洁、再消毒的原则,采取湿式卫生的方法,抹布等清洁工具使用后应及时清洁与消毒,干燥保存。或采用清洁、消毒"一步法"完成,如使用消毒湿巾。诊桌、诊椅、诊床、地面等无明显污染时采用清水清洁为主,每天2次。发生血液、体液、排泄物、分泌物等污染时,应先采用可吸附的材料将其清除,再采用有效氯为400～700mg/L的含氯消毒液擦拭,作用30min。

4. 中医针刺类技术所用织物应如何清洗与消毒？

答：床单（罩）、被套、枕套等直接接触患者的用品应每人次更换，亦可选择使用一次性床单；被血液、体液、分泌物、排泄物等污染时应立即更换。被芯、枕芯、褥子、床垫等间接接触患者的床上用品，应定期清洗与消毒；被污染时应及时更换、清洗与消毒。

5. 中医针刺类技术手卫生设施的要求是什么？

答：每间诊室应配备至少一套洗手设施、充足的手卫生及干手物品，包括流动水、非手触式水龙头、洗手液、免洗手消毒剂等。宜使用一次性包装的洗手液，对重复使用的洗手液容器，应每周清洁与消毒。配备洗手流程图及说明图，干手用品宜使用一次性干手纸巾。治疗车应配备快速手消毒剂。

6. 中医针刺类技术的针具使用要求是什么？

答：检查针具的包装，确保完整无破损，针具要在有效限期内使用。包装不应过早打开以防针具受到污染，无菌针具包装打开超过4h不应继续使用。

7. 中医针刺类技术手卫生要求是什么？

答：针刺操作前应先遵照六步洗手法洗手，再用75%乙醇或快速手消毒剂消毒双手。为不同患者操作时应洗手或手消毒。接触患者血液、体液、分泌物或有感染性的物质时，应佩戴手套；接触患者黏膜、破损皮肤时，应佩戴无菌手套。

8. 中医针刺类技术皮肤消毒液选用要点是什么？

答：可选用下列方法之一：

（1）用浸有碘伏消毒液原液的无菌棉球擦拭2遍。

（2）用碘酊原液擦拭2遍，作用1~3min，稍干后使用75%乙醇脱碘。

（3）用75%乙醇擦拭2遍，作用3~5min。

（4）用有效含量≥2g/L氯己定–乙醇70%溶液擦拭2遍。

（5）使用其他合法、有效的皮肤消毒产品，遵循说明书使用。

9. 中医针刺操作的常规皮肤消毒方法是什么？

答：皮肤消毒范围：以针刺部位为中心，以涂擦为主，由内向外缓慢旋转，逐步涂擦，共2次，消毒皮肤面积应≥5cm×5cm，消毒棉球应一穴一换，不得使用同一个消毒棉球擦拭两个及两个以上部位。

10. 耳针技术的皮肤消毒方法是什么？

答：以埋穴点为中心，清洁耳郭表面污渍及油脂，用含碘皮肤黏膜消毒剂消毒全部耳郭表面，消毒2遍，待干后即可操作。

11. 皮肤针（含梅花针、七星针、罗汉针和丛针等）操作的皮肤消毒方法是什么？

答：以操作区域为中心，消毒范围大于操作区域1~2cm，消毒2遍，待干后即可操作。

12. 穴位注射操作皮肤消毒方法是什么？

答：核对穴位后，以穴位穿刺点为中心，消毒局部皮肤范围≥5cm×5cm，消毒2遍，待干后即可操作。

13. 火针操作的皮肤消毒方法是什么？

答：将一次性治疗巾铺于治疗部位下，局部皮肤消毒，以操作区域为中心，消毒范围大于操作区域1~2cm，消毒2遍，待干后即可操作。

14. 一次性使用的针刺器具的处理原则是什么?

答:一次性针具应使用符合相关标准要求的产品,必须一人一用一废弃,遵照《医疗废物管理条例》规定,按损伤性医疗废物处理,直接放入耐刺、防渗漏的专用利器盒中,集中处置,严禁重复使用。

15. 可重复使用的针刺器具的处理原则是什么?

答:可重复使用的针具,严格一人一用一灭菌,放在防刺的容器内密闭运输,遵照"清洗—修针—整理—灭菌—无菌保存"程序处理。

16. 可重复使用针具的清洗流程是什么?

答:冲洗:将针具放置篮筐内,于流动水下冲洗,初步去除污染物。

洗涤:清洗器内注入洗涤用水,根据污染程度使用医用清洁剂(或含酶洗液),水温应<45℃,将针具篮筐放置于清洗器内并浸没在水面下。超声清洗时间宜为3~5min,可根据污染情况适当延长清洗时间,但不宜超过10min。

漂洗:将针具篮筐整体端出用流动水冲洗,沥干水分。

17. 可重复使用针具清洗消毒中的防护要点是什么?

答:针具清洗、修针、整理过程易于发生液体喷溅、针刺伤害等,应注意防范职业暴露风险,穿戴防水围裙、护目镜、手套等防护用品。清洗过程中应持器械操作,整筐拿取,严禁徒手抓取针具。修针应先持镊物钳将针尖方向整理一致,并使针具充分散开,避免拿取时刺伤。整理针具插入衬垫时,应整齐排列,方向一致。

18. 可重复使用针具的修针注意事项是什么?

答:用75%的乙醇棉球包裹针具沿针柄至针尖方向单向反复擦拭,去除残存的污渍,将轻微弯曲的针具捋直。严重弯曲变形、针尖有倒钩或毛刺的针具应废弃不再使用,作为损伤性医疗废物直接放入利器盒。

19. 可重复使用针具的灭菌要求是什么?

答:常规采用压力蒸汽灭菌法,针具盛放在有侧孔的不锈钢盒中,内衬纱布棉垫,一用一清洗,包装容器及衬垫发黄变硬、有色斑等时应及时更换不得再用。

20. 灭菌后的可重复使用针具有效期是多久?

答:灭菌后的可重复使用针具有效期为:塑封包装的为180d;封口玻璃管、有侧孔的不锈钢容器外层布巾包装的为7d;开包使用后4h内有效;开包后未用完或未开包过期者应重新灭菌后使用。

21. 《中医微创类技术相关性感染预防与控制指南(试行)》适用范围是什么?

答:适用于针刀技术、带刃针技术、铍针技术、水针刀技术、刃针技术、钩针技术、长圆针技术、拨针技术、银质针技术及穴位埋线技术等的感染预防与控制。

22. 实施中医微创类技术医务人员的工作要求是什么?

答:医务人员必须熟练掌握中医微创技术诊疗操作规程,掌握中医微创技术相关性感染的预防要点,落实中医微创技术相关性感染的防控措施。有明显皮肤感染或者患感冒、流感等呼吸道疾病,以及携带或感染多重耐药菌的医务人员,在治愈前不应当参加微创治疗。微创手术参观人员应戴帽子、口罩,人数不应超过5人。

23. 微创治疗室环境要求是什么?

答:微创治疗应参照门诊手术管理,有条件的医疗机构应在门诊手术室进行,并符合门诊手术室的管理要求。没有门诊手术室的医疗机构应设置独立的微创治疗室,不应与换药室等其他治疗室共用,面积应与诊疗活动相适宜,应划分无菌准备区、治疗区,区域之间要有实际隔断,非医务人员不得进入或穿行无菌准备区。无菌准备区应配置手卫生设施及用品、更衣柜、帽子、口罩、无菌手术衣、无菌手套等。治疗区有诊疗床、治疗车、无菌物品存放柜等。

24. 微创治疗室空气环境要求是什么?

答:微创治疗室应具备良好的通风、采光条件。采用自然通风和(或)机械通风,保证诊疗场所的空气流通和换气次数。每日诊疗活动前后或接诊呼吸道传染病患者后应进行空气消毒,可选用空气消毒器、紫外线灯照射及其他合法达标的空气消毒产品,不宜常规采用化学喷雾进行空气消毒。

25. 微创治疗室物体表面清洁与消毒要求是什么?

答:环境要求达到干净、干燥、无尘、无污垢、无碎屑、无异味。遵循先清洁、再消毒的原则,采取湿式卫生的方法,抹布等清洁工具使用后应及时清洁与消毒,干燥保存。或采用清洁、消毒"一步法"完成,如使用消毒湿巾。微创治疗室的桌、椅、床、地面等无明显污染时采用清水清洁为主,每天≥2次。全天诊疗活动结束后,在清洁的基础上实施消毒。发生血液、体液、排泄物、分泌物等污染时应先采用可吸附的材料将其清除,再采用有效氯为400~700mg/L的含氯消毒液擦拭,作用30min。

26. 微创治疗室织物的清洗与消毒要求是什么?

答:床单(罩)、被套、枕套等直接接触患者的用品应每人次更换,亦可选择使用一次性床单;被血液、体液、分泌物、排泄物等污染时应立即更换。被芯、枕芯、褥子、床垫等间接接触患者的床上用品,应定期清洗与消毒;被污染时应及时更换、清洗与消毒。

27. 微创治疗室手卫生设施要求是什么?

答:应配备洗手设施、手卫生及干手物品,包括流动水、非手触式水龙头、洗手皂液、免洗手消毒剂等,宜使用一次性包装的洗手液,对重复使用的洗手液容器,应每周清洁与消毒。应配备洗手流程图及说明图,干手用品宜使用一次性干手纸巾。

28. 微创治疗无菌操作要点是什么?

答:检查诊疗器械、微创针具、埋线器具等物品的包装,确保完整无破损,并在有效限期内。无菌包装不应过早打开以防污染,开包超过4h不应继续使用。医务人员实施洗手及手消毒,佩戴帽子、外科口罩、无菌手套,穿无菌手术衣。施治部位应铺大小适宜的无菌单。遵循微创诊疗操作规范,尽量减少创伤及出血。治疗结束后清理创口的血渍,按压数分钟止血,应使用无菌敷料覆盖,并且告知患者避免沾水等预防感染措施。

29. 微创治疗时皮肤消毒范围是什么?

答:以穿刺部位为中心,由内向外缓慢旋转,逐步涂擦,共2次,消毒皮肤范围直径应≥15cm。

30. 微创治疗器具的使用及处理原则是什么?

答:微创治疗中使用的医疗器械、微创器具、敷料等医疗用品必须达到灭菌水平。一次性微创针具,以及羊肠线、生物蛋白线等应使用符合相关标准要求的产品。必须一人一用一废弃,遵照《医疗废物管理条例》规定,按损伤性医疗废物处理,直接放入利器盒,集中处置,严禁重复使用。可重复使用的微创针具,应遵照《医疗机构消毒技术规范》WS/T367要求,严格一人一用一灭菌,并遵循"清洗—修针—整理—灭菌—无菌保存"程序处理。

31. 可重复使用微创针具的处理流程是什么?

答:冲洗:将微创针具放置篮筐内,于流动水下冲洗,初步去除污染物。

洗涤:清洗器内注入洗涤用水,根据污染程度使用医用清洁剂(或含酶洗液),水温应<45℃,将微创针具篮筐放置于清洗器内并浸没在水面下。超声清洗时间宜为3~5min,可根据污染情况适当延长清洗时间,但不宜超过10min。

漂洗:将微创针具篮筐整体端出用流动水冲洗,沥干水分。

32. 可复用的微创针具如何修针整理?

答:修针:用75%的乙醇棉球包裹针具沿针柄至针尖方向单向反复擦拭,去除残存的污渍,将轻微弯曲的针具捋直。严重弯曲变形、针尖有倒钩或毛刺的针具应废弃不再使用,作为损伤性医疗废物直接放入利器盒。

整理:将修针后的针具按照规格大小分类,整齐插入置于硬质容器中的纱布棉垫上,或置于塑封包装中,或置于有封口的玻璃针管中,玻璃针管内置棉垫保护针尖。

33. 灭菌后的可重复使用微创针具的有效期是多久?

答:灭菌后的微创针具有效期为:塑封包装的为180d;封口玻璃管、有侧孔的不锈钢容器外层布巾包装的为7d;开包使用后4h内有效;开包后未用完或未开包过期者应重新灭菌后使用。

34.《中医刮痧类技术相关性感染预防与控制指南(试行)》适用范围是什么?

答:适用于刮痧技术、撮痧技术及砭石技术等的感染预防与控制。

35. 实施中医刮痧类技术医务人员的工作要求是什么？

答：医务人员必须熟练掌握中医刮痧类技术诊疗操作规程，掌握中医刮痧类技术相关性感染的预防要点，落实中医刮痧类技术相关性感染的防控措施。有明显皮肤感染或者患感冒、流感等呼吸道疾病的医务人员，不应参与诊疗工作。

36. 刮痧治疗室空气环境要求是什么？

答：诊室应具备良好的通风、采光条件。应根据季节、室内外风力和气温，适时进行自然通风和（或）机械通风，保证诊疗场所的空气流通和换气次数。接诊呼吸道传染病患者后应进行空气消毒，使用空气消毒器、紫外线灯或者其他合法达标的空气消毒产品。不宜常规采用化学喷雾进行空气消毒。

37. 刮痧治疗室物体表面清洁与消毒要求是什么？

答：遵循先清洁、再消毒的原则，采取湿式卫生的方法，抹布等清洁工具使用后应及时清洁与消毒，干燥保存。或采用清洁、消毒"一步法"完成，如使用消毒湿巾。要求达到干净、干燥、无尘、无污垢、无碎屑、无异味。

诊桌、诊椅、诊床、地面等应保持清洁。发生血液、体液、排泄物、分泌物等污染时应先用可吸附的材料将其清除，再采用有效氯为400～700mg/L的含氯消毒液擦拭，作用30min。

38. 刮痧治疗室织物的清洗与消毒要求是什么？

答：床单、枕巾、椅垫（罩）等直接接触患者的用品应每人次更换，亦可选择使用一次性用品；被血液、体液、分泌物、排泄物等污染时应立即更换。

被芯、枕芯、褥子、床垫等间接接触患者的床上用品，应定期清洗与消毒；被污染时应及时更换、清洗与消毒。

39. 刮痧治疗室手卫生设施要求是什么?

答:每间诊室应配备至少一套洗手设施及充足的手卫生用品,包括流动水、非手触式水龙头、洗手液、肥皂、免洗手消毒剂等,宜使用一次性包装的洗手液,如果使用肥皂,应保持肥皂干燥。应张贴洗手流程图及说明图,干手用品宜使用一次性干手纸巾。医务人员洗手与卫生手消毒,以及手卫生用品应符合《医务人员手卫生规范》WS/T313 的要求。治疗车配备快速手消毒剂。

40. 刮痧治疗操作感染防控要求是什么?

答:医务人员应当按标准预防原则,穿工作服、必要时佩戴帽子、口罩、手套等。

医务人员应实施手卫生,遵循《医务人员手卫生规范》WS/T313 的要求。操作前、后应分别按照六步洗手法洗手或手消毒。接触患者血液、体液、分泌物或有感染性的物质时,应佩戴手套;接触患者黏膜、破损皮肤时,应佩戴无菌手套。

患者的施治部位皮肤应完整没有破溃,刮痧部位可使用热毛巾或一次性纸巾或生理盐水棉球或75%乙醇棉球进行清洁或消毒。刮痧后应用清洁的纸巾、毛巾或棉球将刮拭部位的刮痧介质擦拭干净。

41. 刮痧类器具的类型及介质包括什么?

答:刮痧类器具有刮痧板(砭石、水牛角、玉石、陶瓷等材质),应圆润、光滑、清洁,不得粗糙、有毛刺等。

刮痧介质:刮痧油、刮痧乳、精油等。

42. 刮痧类操作消毒灭菌要求是什么?

答:刮痧类诊疗操作中使用的医疗器械、器具、介质等应保持清洁,重复使用的刮痧器具应一人一用一清洁一消毒,宜专人专用。遇到污染应及时清洁,然后消毒,消毒方法和消毒剂的选用应符合国家标准。重复使用的刮痧器具,使用以后应先用流动水刷洗,必要时使用清洁剂去除油渍等附着物。依据刮痧器具的材质不同,选择适宜的方式进行清洗消毒剂处理,达到高水平消毒。消毒方法和消毒剂的选用要符合国家标准。可采用含有效氯为 500～1000mg/L 的溶液浸泡消毒大于 30min;也可用热力消毒,A_0 值应达到 3000(温度 90℃/5min,或 93℃/2.5min)。砭石等圆钝用于按压操作的器具,达到中水平消毒即可,可使用 75% 的乙醇、碘类消毒剂、氯己定、季铵盐类等擦拭消毒。遇有污染应及时去除污染物,再清洁消毒。刮痧器具如被血液、体液污染时应及时去除污染物,再用含有效氯为 2000～5000mg/L 的消毒液浸泡消毒大于 30min,清水冲洗,干燥保存。有条件的机构可交由消毒供应中心清洗消毒灭菌。

43. 刮痧器具及刮痧润滑油的存放要求是什么?

答:当日诊疗结束后,应将按照要求清洁消毒后的刮痧器具放于清洁容器内干燥保存,容器每周清洁消毒一次,遇有污染随时清洁消毒。

刮痧润滑油应专人专用,保持清洁干净,按照使用说明书使用。

44. 刮痧类治疗职业暴露与防护要求是什么?

答:医务人员应遵循标准预防的原则,在工作中执行标准预防的具体措施。存在职业暴露风险者,如无免疫史并有相关疫苗可供使用,宜接种相关疫苗。

清洗消毒刮痧类器具的过程中,防止消毒剂等对人体的损伤,务必处于通风环境中,必要时佩戴口罩、手套。一旦发生锐器刺伤情况,应立即用皂液和流动的清水清洗被污染的部位,尽可能挤出损伤处的血液。用 75% 乙醇或 0.5% 碘伏对伤口部位进行消毒、包扎处理。及时上报相关部门,留存档案并追踪结果。

45. 《中医拔罐类技术相关性感染预防与控制指南(试行)》适用范围是什么?

答: 适用于留罐技术、闪罐技术、走罐技术、药罐技术、针罐技术及刺络拔罐技术的感染预防与控制。

46. 实施中医拔罐类技术对医务人员的操作要求是什么?

答: 医务人员必须熟练掌握中医拔罐类技术诊疗操作规程,掌握中医拔罐类技术相关性感染的预防要点,落实中医拔罐类技术相关性感染的防控措施。有明显皮肤感染或者患呼吸道传染病时不应参加诊疗工作。

47. 对中医拔罐类治疗室空气通风与消毒要求是什么?

答: 诊室应具备良好的通风、采光条件。采用自然通风和(或)机械通风以保证诊疗场所的空气流通和换气次数。接诊呼吸道传染病患者后应进行空气消毒,遵循《医院空气净化管理规范》的要求,可使用空气消毒器、紫外线灯及其他合法达标的空气消毒产品。不宜常规采用化学喷雾进行空气消毒。

48. 对中医拔罐治疗室物体表面清洁与消毒要求是什么?

答: 遵循先清洁、再消毒的原则,采取湿式卫生的方法,抹布、地巾等清洁工具使用后应及时清洁与消毒,干燥保存。或采用清洁、消毒"一步法"完成,如使用消毒湿巾。要求达到干净、干燥、无尘、无污垢、无碎屑、无异味。

诊桌、诊椅、诊床、地面等无明显污染时以清洁为主,每天2次。发生血液、体液、排泄物、分泌物等污染时应先用可吸附的材料将其清除,再采用有效氯为400～700mg/L的含氯消毒液擦拭,作用30min。

49. 中医拔罐治疗室内织物的清洗与消毒要求是什么?

答:床单、枕巾、椅垫(罩)等直接接触患者的用品应每人次更换,亦可选择使用一次性床单;被血液、体液、分泌物、排泄物等污染时应立即更换。更换后的用品应及时清洗与消毒。被芯、枕芯、褥子、床垫等间接接触患者的床上用品,应定期清洗与消毒;被污染时应及时更换、清洗与消毒。

50. 中医拔罐治疗室手卫生设施的要求是什么?

答:每间诊室应配备至少一套洗手设施及充足的手卫生用品,包括流动水、洗手池、皂液、速干手消毒剂及干手用品等。盛放皂液的容器宜为一次性使用,重复使用的容器应每周清洁与消毒。干手用品宜使用一次性干手纸巾。应配备洗手流程及说明图。医务人员洗手与卫生手消毒,以及手卫生用品应符合《医务人员手卫生规范》WS/T313 的要求。治疗车应配备快速手消毒剂。

51. 中医拔罐治疗室无菌操作要求是什么?

答:操作人员应遵循标准预防原则,穿工作服,必要时佩戴帽子、口罩及手套等。遵循《医务人员手卫生规范》WS/T313,操作前后均应洗手或手消毒,针刺操作者持针前应再用75%乙醇擦拭双手。操作人员手部皮肤破损、接触或可能接触患者血液、体液、分泌物及其他感染性物质时应佩戴手套。

检查清洁、无菌物品,确保包装完整、无污迹,且在有效限期内使用。包装不应过早打开以防污染,无菌物品包装打开超过4h不应继续使用。检查罐口是否平整、光滑。走罐所使用的润滑剂应保持清洁。

52. 中医针罐或刺络拔罐时,皮肤消毒可选用的方式是什么?

答:(1)用浸有碘伏消毒液原液的无菌棉球擦拭2遍。

（2）用碘酊原液擦拭2遍,作用1～3min,稍干后用75%乙醇脱碘。

（3）用75%乙醇擦拭2遍,作用3min。

（4）用有效含量≥2g/L的氯己定-乙醇70%溶液擦拭2遍。

（5）使用其他合法、有效的皮肤消毒产品,遵循说明书使用。

53. 针罐或刺络拔罐时皮肤消毒范围要求是什么?

答:以针刺部位为中心,由内向外缓慢旋转,逐步涂擦,共2次,消毒皮肤面积应≥5cm×5cm,消毒棉球应一穴一换,不得使用同一个消毒棉球擦拭两个以上部位。操作中遵守拔罐类技术诊疗操作规程,尽量减少皮肤损伤及出血。起罐后保持治疗部位清洁、干燥,如有皮肤破损应用无菌敷料覆盖。

54. 中医拔罐类器具的使用与处理要求是什么?

答:拔罐常用器具包括玻璃罐、竹罐、陶罐和抽气罐等。罐类器具直接接触患者皮肤,应一人一用一清洗一消毒,鼓励有条件的医疗机构由消毒供应中心集中处置。方法首选机械清洗、湿热消毒,应符合A_0值3000(相当于90℃/5min,或93℃/2.5min)的要求。干燥后保存备用。

55. 中医拔罐类器具的手工清洗要求是什么?

答:手工清洗的基本条件及防护用品。

罐类器具清洗应使用专用水池,不得与洗手池共用。有条件应与诊疗区域分开,在独立的区域清洗。

应配备洗罐工具,如刷子、医用酶洗液、滤水篮筐、浸泡桶等。

应配备防水围裙、手套、护目镜等防护用品。

56. 中医拔罐类器具手工清洗流程是什么?

答:应先去除污染。罐内如存有血液、体液、分泌物等,有污水处理设施并排放达标的医疗机构可直接倒入污水处理系统;无污水处理设施的医疗机构,应先用吸湿材料吸附去除可见污染,再将罐类器具置于流动水下冲洗后,用医用酶洗液浸泡刷洗、清水冲洗。手工清洗时水温宜为 15～30℃。

将清洗后的罐具完全浸泡于有效氯为 500mg/L 的含氯消毒液(血罐的消毒液浓度应为有效氯 2000mg/L)或其他同等作用且合法有效的消毒剂中,加盖,浸泡时间 >30min,再用清水冲洗干净,干燥保存备用。或采用湿热消毒,应符合 A_0 值 3000(相当于 90℃/5min,或 93℃/2.5min)的要求。干燥后保存备用。

57. 中医刺络拔罐、针罐所用针具的使用与处理要是什么?

答:一次性针具应使用符合相关标准要求的产品,一人一用一废弃,遵照《医疗废物管理条例》规定,按损伤性医疗废物处理,直接放入耐刺、防渗漏的专用利器盒,集中处置,严禁重复使用。可重复使用的针具,应放在防刺的容器内密闭运输,遵照"清洗—修针—整理—灭菌—无菌保存"程序处理,严格一人一用一灭菌。具体要求遵照《中医针刺类技术相关性感染预防与控制指南(试行)》有关条款执行。

58. 中医拔罐类操作防护要求是什么?

答:医务人员应遵循标准预防原则,在诊疗及可复用器具的清洗消毒工作中,使用适宜的防护用品。

59. 中医拔罐类操作职业暴露的处理与报告要求是什么?

答:皮肤黏膜发生职业暴露的应急处理:用皂液和流动水反复冲洗被污染的皮肤,用生理盐水反复冲洗被污染的黏膜。利器伤的应急处理:立即用皂液和流动水反复冲洗伤口,同时由近心端向远心端轻轻挤压,避免挤压伤口局部,尽可能挤出损伤处的血液,再用 75% 乙醇或0.5% 聚维酮碘溶液等进行消毒,并包扎伤口。报告相关部门,并接受评估随访指导。

60.《中医敷熨熏浴类技术相关性感染预防与控制指南(试行)》适用范围是什么?

答:适用于穴位敷贴技术、中药热熨敷技术、中药冷敷技术、中药湿热敷技术、中药熏蒸技术、中药泡洗技术及中药淋洗技术的感染预防与控制。

61. 中医敷熨熏浴类技术操作规程要求是什么?

答:医务人员必须熟练掌握中医敷熨熏浴类技术诊疗操作规程,掌握中医敷熨熏浴类技术相关性感染的预防要点,落实中医敷熨熏浴类技术相关性感染的防控措施。患有呼吸道传染病、感染性腹泻、皮肤破损感染等疾病时不应参加诊疗工作。

62. 中医敷熨熏浴技术禁忌证是什么?

答:除可治疗皮肤病外,敷熨熏浴诊疗规范中明确禁忌的皮肤创伤、溃疡、感染及出血倾向等,不宜进行相关诊疗。

63. 中医敷熨熏浴治疗室空气通风与消毒要求是什么?

答:治疗室应具备良好的通风、采光条件。采用自然通风和(或)机械通风保证诊疗场所的空气流通和换气次数。每日诊疗活动结束后,或接诊呼吸道传染病患者后应进行空气消毒,遵循《医院空气净化管理规范》的要求,可采用下列方法之一,并符合相应的要求:空气消毒器、紫外线灯及其他合法达标的空气消毒产品。不宜常规采用化学喷雾进行空气消毒。

64. 中医敷熨熏浴治疗室物体表面清洁与消毒要求是什么?

答:遵循先清洁、再消毒的原则,采取湿式卫生的方法,抹布等清洁工具使用后应及时清洁与消毒,干燥保存。或采用清洁、消毒"一步法"完成,如使用消毒湿巾。要求达到干净、干燥、无尘、无污垢、无碎屑、无异味。诊桌、诊椅、诊床等以采用清水清洁为主,必要时可采用清洁剂辅助清洁,清洁卫生频度>1次/d,必要时可以提高清洁频度。被患者体液、排泄物、分泌物等污染时,应先用可吸附的材料将其清除,再采用有效氯为400~700mg/L的含氯消毒液擦拭,作用30min。

65. 中医敷熨熏浴治疗室织物的清洗与消毒要求是什么?

答:床单、枕巾、椅垫(罩)等直接接触患者的用品应每人次更换,亦可选择使用一次性床单;被血液、体液、分泌物、排泄物等污染时立即更换。更换后的用品应及时清洗与消毒。被芯、枕芯、褥子、床垫等间接接触患者的床上用品,应定期清洗与消毒;被污染时应及时更换、清洗与消毒。

66. 中医敷熨熏浴治疗室手卫生设施要求是什么?

答:应配备洗手设施及手卫生用品,包括流动水、非手触式水龙头、洗手液、免洗手消毒剂等,宜使用一次性包装的洗手液,重复使用的洗手液容器,应每周清洁与消毒。应配备洗手流程图及说明图,干手用品宜使用一次性干手纸巾。医务人员洗手与卫生手消毒,以及手卫生用品应符合《医务人员手卫生规范》WS/T313的要求。治疗车配备快速手消毒剂。

67. 中医敷熨熏浴治疗室操作要求是什么?

答:医务人员应当按标准预防原则,穿工作服、必要时佩戴帽子、口罩、手套等。实施手卫生,遵循六步洗手法洗手。进行穴位敷贴时,贴敷部位皮肤应完整,洁净,如有污渍等皮肤不清洁状况,可用75%乙醇棉球擦拭干净后再敷药。

68. 中医敷熨熏浴类器具的使用及处理原则是什么?

答:器具:纱布、胶布、毛巾、木桶或水桶、塑料袋等。敷熨熏浴类诊疗操作中使用的医疗器械、器具等应保持清洁,遇到污染应及时先清洁,后采用中、低效的消毒剂的进行消毒。消毒方法和消毒剂的选用应符合国家标准。

69. 中医穴位敷贴技术操作要求是什么?

答: 穴位敷贴使用的胶布、纱布应一人一用一丢弃,一次性使用。

70. 中药热熨敷技术操作要求是什么?

答: 干热熨法使用的布套或毛巾应一人一用一更换,使用后清洗和消毒。湿热熨法使用的毛巾、纱布应一人一用一更换,使用后清洗和消毒。若患处皮肤有破损,上述用品应一人一用一丢弃,如复用应达到灭菌水平;盛装药液的容器一人一用一清洁一消毒(参照本篇"76.中药泡洗技术操作要求是什么?"有关药浴容器的清洁消毒方法)。

71. 中药冷敷技术操作要求是什么?

答: 直接接触皮肤的纱布、毛巾应一人一用一更换,使用后清洗和消毒,若患处皮肤有破损,上述用品应一人一用一丢弃,如复用应达到灭菌水平。

72. 中药湿热敷技术操作要求是什么?

答: 湿敷垫应一人一用一更换,使用后清洗和消毒,可采用湿热消毒,A_0值至少达到600(相当于80℃/10min,90℃/1min或93℃/30s)。盛装药液的容器一人一用一清洁一消毒(参照本篇"76.中药泡洗技术操作要求是什么?"有关药浴容器的清洁消毒方法)。

73. 中药熏蒸技术操作要求是什么?

答: 患者每次使用过的熏蒸床以有效氯为500mg/L含氯消毒溶液擦拭,与患者直接接触的熏蒸锅定时用0.5%过氧乙酸溶液喷洒消毒,熏蒸室每晚紫外线照射1h,紫外线灯应按国家相关规范安装和使用,定期进行辐照强度监测。

74. 中药泡洗技术操作要求是什么?

答:药浴容器内应套一次性清洁塑料套,盛装药浴液供患者浸泡药浴。药浴液及内置一次性塑料袋应一人一用一更换,不可重复使用。药浴容器一人一用一清洁,使用后清洗和消毒。使用后将一次性清洁塑料套连同药浴液一并去除,避免药浴液遗洒容器内。清水冲刷容器,去除残留的液体污渍。药浴容器污染后用含有效氯为500mg/L的消毒剂,消毒刷洗药浴容器。消毒后的药浴容器应清洗后干燥保存。

75. 中药淋洗技术操作要求是什么?

答:中药淋洗所使用容器的清洁与消毒参照本篇"76.中药泡洗技术操作要求是什么?"有关药浴容器的清洁消毒方法。在明确病原体污染时,可针对病原体使用的消毒方式进行消毒。

76. 中医敷熨熏浴类操作职业防护要求及职业暴露处置要求是什么?

答:医务人员应遵循标准预防的原则,在工作中执行标准预防的具体措施。存在职业暴露风险者,如无免疫史并有相关疫苗可供使用,宜接种相关疫苗。

一旦发生锐器刺伤情况,应立即用皂液和流动的清水清洗被污染的部位。尽可能挤出损伤处的血液,用75%乙醇或0.5%碘伏对伤口部位进行消毒、包扎处理。及时上报相关部门,留存档案并追踪结果。

77. 《中医灌肠类技术相关性感染预防与控制指南(试行)》适用范围是什么?

答:适用于中医灌肠技术的感染预防与控制。

78. 中医灌肠类技术医务人员工作要求是什么?

答:必须熟练掌握中医灌肠技术诊疗操作规程,掌握中医灌肠技术相关性感染的预防要点,落实中医灌肠技术相关性感染的防控措施。有明显皮肤感染或者患感冒、流感等呼吸道疾病,以及携带或感染多重耐药菌的医务人员,在未治愈前不应当参加灌肠治疗。

79. 中医灌肠类治疗室诊疗环境要求是什么?

答:灌肠治疗室应独立设置,不应与换药室等共用,面积应与诊疗活动相适宜,应有地面排水口,方便地面清洁卫生工作。应划分准备区及操作区,应配备卫生间或设置于邻近卫生间方便病人。

准备区应配置手卫生设施及用品、更衣柜、帽子、口罩、医用一次性手套、隔离衣和防水隔离衣、水靴、橡胶手套等。治疗区有诊疗床、治疗车、无菌物品存放柜等。

80. 中医灌肠类治疗室空气通风与消毒要求是什么?

答:治疗室应具备良好的通风、采光条件。应根据季节、室内外风力和气温,适时进行自然通风和(或)机械通风保证诊疗场所的空气流通和换气次数。每日诊疗活动结束后,或接诊呼吸道传染病患者后,应进行空气消毒,遵循《医院空气净化管理规范》的要求,可采用下列方法之一,并符合相应的要求:空气消毒器、紫外线灯及其他合法达标的空气消毒产品。不宜常规采用化学喷雾进行空气消毒。

81. 中医灌肠类治疗室物体表面清洁与消毒要求是什么?

答:遵循先清洁、再消毒的原则,采取湿式卫生的方法,抹布等清洁工具使用后应及时清洁与消毒,干燥保存。或采用清洁、消毒"一步法"完成,如使用消毒湿巾。要求达到干净、干燥、无尘、无污垢、无碎屑、无异味。诊桌、诊椅、诊床、地面等无明显污染时采用清水清洁为主,每天

2次。发生血液、体液、排泄物、分泌物等污染时应先用可吸附的材料将其清除,再采用有效氯为 400~700mg/L 的含氯消毒液擦拭,作用30min。

82. 中医灌肠类治疗室织物的清洗与消毒要求是什么?

答:床单、枕巾、椅垫(罩)等直接接触患者的用品应每人次更换,亦可选择使用一次性床单;被血液、体液、分泌物、排泄物等污染时立即更换。床褥与床单之间应有防水垫,以防排泄物污染床褥。被芯、枕芯、褥子、床垫等间接接触患者的床上用品,应定期清洗与消毒;被污染时应及时更换、清洗与消毒。

83. 中医灌肠类治疗室手卫生设施要求是什么?

答:每间治疗室应配备至少一套洗手设施及充足的手卫生用品,包括流动水、非手触式水龙头、洗手液、免洗手消毒剂、干手设施等。宜使用一次性包装的洗手液,重复使用的洗手液容器,应每周清洁与消毒。应配备洗手流程图及说明图,干手用品宜使用一次性干手纸巾。医务人员洗手与卫生手消毒,以及手卫生用品应符合《医务人员手卫生规范》WS/T313的要求。治疗车应配备快速手消毒剂。

84. 中医灌肠类操作要求是什么?

答:不保留灌肠治疗应在灌肠治疗室进行。保留灌肠可根据需要在病房病床进行。操作前严格执行无菌操作规程。医护人员应按标准预防原则进行标准预防。佩戴帽子、口罩、一次性医用手套,穿隔离服进行操作,如进行大量不保留灌肠应穿防水隔离服,必要时佩戴防护面罩、穿着水靴。检查器具的包装,确保完整无破损,有效限期内使用。包装不应过早打开以防污染,无菌器具包装打开后应即时使用。

实施手卫生,遵照六步洗手法洗手,为不同患者操作时应洗手或手消毒。操作过程中应佩戴一次性医用手套。治疗前及治疗结束排便后,病人须清洁肛周,使用流动水及皂液冲洗肛周,使用干手纸擦干。操作中遵守灌肠诊疗操作规范,避免损伤肠道黏膜导致出血。

85. 中药灌肠器具的使用及处理要求是什么?

答:一次性器具应使用符合相关标准要求的产品,一人一用一废弃,按医疗废物处理,直接放入黄色垃圾袋,严禁重复使用。肛门、直肠、结肠局部有感染病灶者,必须使用一次性灌肠器具,按感染性医疗废物处置,严禁重复使用。可重复使用的器具,遵照"清洗—高水平消毒—清洁保存"程序处理,严格一人一用一消毒。

86. 中医灌肠类职业暴露的预防与处理要求是什么?

答:医务人员应遵循标准预防的原则进行标准预防。灌肠诊疗中正确使用防护用品,熟知职业暴露事件处理报告流程等。

87. 中药灌肠操作中发生职业暴露的处理及报告要求是什么?

答:发生灌肠液飞溅皮肤职业暴露后应立即使用清水和皂液进行清洗,必要时可用皮肤消毒剂——碘伏、碘酊、75%的乙醇等进行暴露皮肤消毒。黏膜职业暴露应当使用清水或生理盐水反复冲洗。在灌肠器具清洗消毒过程中一旦发生锐器伤害,立即使用皂液和流动清水反复冲洗伤口,尽可能挤出伤口处的血液,用75%的乙醇或0.5%的碘伏对伤口进行消毒处理。按照本机构内医务人员职业暴露处理流程报告有关部门。

88.《中医灸类技术和推拿类技术相关性感染预防与控制指南(试行)》适用范围是什么?

答:适用灸类技术包括麦粒灸技术、隔物灸技术、悬灸技术、热敏灸技术、雷火灸技术及推拿类技术等的感染预防与控制。

89. 中医灸类和推拿类医务人员操作规程是什么？

答：必须熟练掌握中医灸类技术、推拿类技术诊疗操作规程，掌握中医灸类技术、推拿类技术相关性感染的预防要点，落实相关性感染的防控措施。有明显皮肤感染或者患呼吸道传染病时不应参加诊疗工作。

90. 中医灸类和推拿类治疗室空气通风与消毒要求是什么？

答：诊室应具备良好的通风、采光条件。采用自然通风和（或）机械通风以保证诊疗场所的空气流通和换气次数。接诊呼吸道传染病患者后，应进行空气消毒，遵循《医院空气净化管理规范》的要求，可采用下列方法之一，并符合相应的要求：空气消毒器、紫外线灯及其他合法达标的空气消毒产品。不宜常规采用化学喷雾进行空气消毒。

91. 中医灸类和推拿类治疗室物体表面清洁与消毒要求是什么？

答：遵循先清洁、再消毒的原则，采取湿式卫生的方法，抹布、地巾等清洁工具使用后应及时清洁与消毒，干燥保存。或采用清洁、消毒"一步法"完成，如使用消毒湿巾。要求达到干净、干燥、无尘、无污垢、无碎屑、无异味。诊桌、诊椅、诊床、地面等无明显污染时以清洁为主，每天2次。发生血液、体液、排泄物、分泌物等污染时应先用可吸附的材料将其清除，再采用有效氯为400～700mg/L的含氯消毒液擦拭，作用30min。

92. 中医灸类和推拿类治疗室织物的清洗与消毒要求是什么？

答：床单、枕巾、椅垫（罩）等直接接触患者的用品应每人次更换，亦可选择使用一次性床单；被血液、体液、分泌物、排泄物等污染时立即更换。更换后的用品应及时清洗与消毒。被芯、枕芯、褥子、床垫等间接接触患者的床上用品，应定期清洗与消毒；被污染时应及时更换、清洗与消毒。

93. 中医灸类和推拿类治疗室手卫生设施要求是什么？

答：每间诊室应配备至少一套洗手设施及充足的手卫生用品，包括流动水、洗手池、皂液、速干手消毒剂及干手用品等。盛放皂液的容器宜为一次性使用，重复使用的容器应每周清洁与消毒。干手用品宜使用一次性干手纸巾。应配备洗手流程及说明图。医务人员洗手与卫生手消毒，以及手卫生用品应符合《医务人员手卫生规范》WS/T313 的要求。治疗车应配备快速手消毒剂。

94. 中医灸类和推拿类操作要求是什么？

答：医务人员应穿工作服、必要时佩戴帽子、口罩，操作前后做好手卫生。

采用化脓麦粒灸，应与患者签署知情同意书。颜面、五官和有大血管的部位以及关节活动部位，不宜采用化脓麦粒灸。

因施灸不慎灼伤皮肤，局部出现小水泡，可嘱患者衣着宽松避免摩擦，防止破损，任其吸收，一般 2～5d 即可愈合。如水泡较大，可用消毒毫针刺破水泡，放出水液，再适当外涂烫伤油或覆盖无菌纱布等，保持疮面清洁。

推拿使用的治疗巾应一人一用一更换，头面部、下肢及足部应区分使用。每次推拿治疗前后，医生须按手卫生相关要求做好手卫生。

95. 中医灸类和推拿类治疗职业防护要求是什么？

答：医务人员应遵循标准预防原则。施灸物品燃烧易产生烟雾，尤其是雷火灸，有条件者应安装排烟系统。

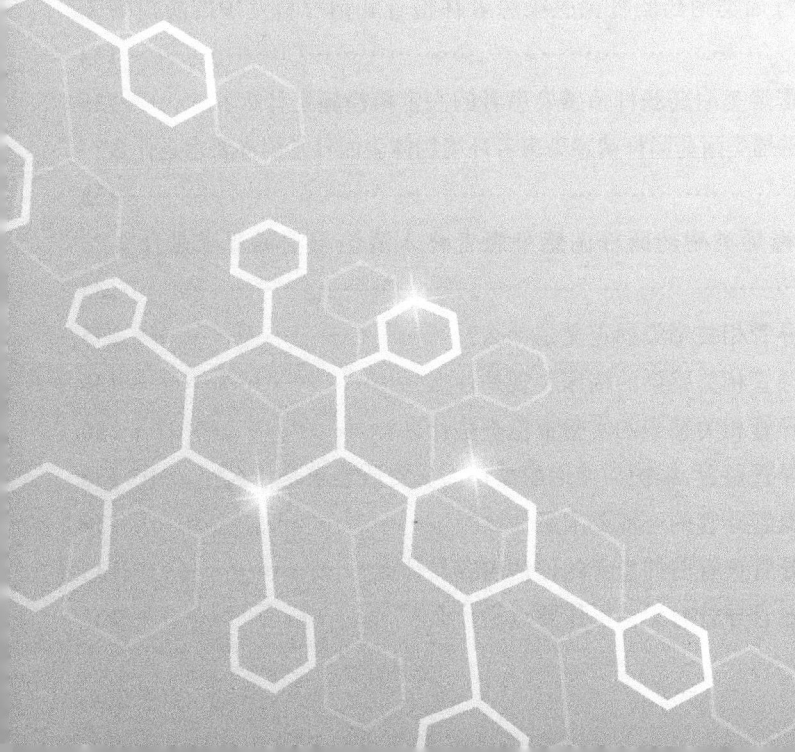

第八篇
重要环节感染防控

第八篇　重要环节感染防控

1. 多重耐药菌的定义是什么？

答：多重耐药菌（MDRO），主要是指对临床使用的三类或三类以上抗菌药物同时呈现耐药的细菌。常见多重耐药菌包括耐甲氧西林金黄色葡萄球菌（MRSA）、耐万古霉素肠球菌（VRE）、超广谱β-内酰胺酶细菌（ESBLs）、耐碳青霉烯类抗菌药物肠杆菌科细菌（CRE）（如产Ⅰ型新德里金属β-内酰胺酶[NDM-1]或产碳青霉烯酶[KPC]的肠杆菌科细菌）、耐碳青霉烯类抗菌药物鲍曼不动杆菌（CR-AB）、多重耐药/泛耐药铜绿假单胞菌（MDR/PDR-PA）和多重耐药结核分枝杆菌（MDR-TB）等。

2. 多重耐药菌引起的感染特征是什么？

答：由多重耐药菌引起的感染呈现复杂性、难治性等特点，主要感染类型包括泌尿道感染、外科手术部位感染、医院获得性肺炎、导管相关血流感染等。近年来，多重耐药菌已经成为医院感染重要的病原菌。

3. 防控多重耐药菌感染对手卫生的要求是什么？

答：配备有效、便捷的手卫生设施，特别是ICU、新生儿室、血液科病房、呼吸科病房、神经科病房、烧伤科病房等多重耐药菌医院感染的重点部门，应当配备充足的洗手设施和速干手消毒剂，提高医务人员手卫生依从性。医务人员在直接接触患者前后，进行无菌技术操作和侵入性操作前，接触患者使用的物品或处理其分泌物、排泄物后，必须洗手或使用速干手消毒剂进行手消毒。

4. 多重耐药菌感染或定植患者实施隔离措施要点是什么？

答:对确定或高度疑似多重耐药菌感染或定植患者,应当在标准预防的基础上,实施接触隔离措施,预防多重耐药菌传播。

(1)尽量选择单间隔离,也可以将同类多重耐药菌感染或定植患者安置在同一房间。隔离房间应当有隔离标识。不宜将多重耐药菌感染或定植患者与留置各种管道、有开放伤口或者免疫功能低下的患者安置在同一房间。多重耐药菌感染或定植患者转诊之前应当通知接诊的科室,采取相应隔离措施。没有条件实施单间隔离时,应当进行床旁隔离。

(2)与患者直接接触的相关医疗器械、器具及物品(如听诊器、血压计、体温计、输液架等)要专人专用,并及时消毒处理。不能专人专用的医疗器械、器具及物品(如轮椅、担架、床旁心电图机等)要在每次使用后擦拭消毒。

(3)医务人员对患者实施诊疗护理操作时,应当将高度疑似或确诊多重耐药菌感染患者或定植患者安排在最后进行。接触多重耐药菌感染患者或定植患者的伤口、溃烂面、黏膜、血液、体液、引流液、分泌物、排泄物时,应当佩戴手套,必要时穿隔离衣,完成诊疗护理操作后,要及时脱去手套和隔离衣,并进行手卫生。

5. 多重耐药菌感染环境实施清洁消毒要点是什么？

答:要使用专用的抹布等物品进行清洁和消毒。对医务人员和患者频繁接触的物体表面(如心电监护仪、微量输液泵、呼吸机等医疗器械的面板或旋钮表面,听诊器、计算机键盘和鼠标、电话机、患者床栏和床头桌、门把手、水龙头开关等),采用适宜的消毒剂进行擦拭、消毒。被患者血液、体液污染时应当立即消毒。出现多重耐药菌感染暴发或者疑似暴发时,应当增加清洁、消毒频次。在多重耐药菌感染或定植患者诊疗过程中产生的医疗废物,应当按照医疗废物有关规定进行处置和管理。

6. 如何加强对多重耐药菌感染的监测?

答:对多重耐药菌感染或定植高危患者要进行监测,及时采集有关标本送检,必要时开展主动筛查,以及时发现、早期诊断多重耐药菌感染和定植患者。

临床微生物实验室发现多重耐药菌感染和定植患者后,应当及时反馈给医院感染管理部门以及相关临床科室,以便采取有效的治疗和感染控制措施。患者隔离期间,要定期监测多重耐药菌感染情况,直至临床症状好转或治愈,方可解除隔离。

7. 什么是碳青霉烯类耐药肠杆菌?

答:碳青霉烯类耐药肠杆菌是指对亚胺培南、美罗培南、厄他培南、多尼培南等任一碳青霉烯类抗菌药物耐药的肠杆菌,或是产生耐碳青霉烯酶的肠杆菌。也包括对亚胺培南的天然不敏感菌,以及对除亚胺培南以外的任一碳青霉烯类抗菌药物耐药的摩根菌、变形杆菌、普鲁威登菌等摩根菌科细菌。

8. 碳青霉烯类耐药肠杆菌感染或定植患者的隔离要求是什么?

答:碳青霉烯类耐药肠杆菌感染或定植患者宜单人单间隔离,宜有单独的卫生间;当需要隔离的人数多或隔离单人间不够时,宜将大小便失禁、使用侵入性设备,或伤口持续有分泌物的患者优先进行单人单间隔离;宜将感染或定植同一碳青霉烯类耐药肠杆菌菌种的其他患者隔离在同一个多人间;隔离病室入口应张贴隔离标识,隔离标识宜简要注明接触隔离要求及注意事项。

9. 碳青霉烯类耐药肠杆菌感染或定植患者的解除隔离标准是什么?

答:碳青霉烯类耐药肠杆菌感染或定植患者宜隔离至出院;若患者长期住院,应连续两次采样为阴性,且采样时间相隔24h或以上,可解除隔离。

10. 接触碳青霉烯类耐药肠杆菌感染患者的工作人员防护要求是什么?

答:工作人员在接触患者时应佩戴手套,诊疗活动结束后,应脱去手套并立即进行手卫生;进行侵入性操作、大面积接触(如给患者翻身、擦浴)或处理患者排泄物时应穿隔离衣,诊疗活动结束后,应脱去隔离衣;一次性隔离衣由内向外,由上到下卷好按感染性废物处置;需重复使用的隔离衣污染面向外卷成一束悬挂于床旁并采取措施避免污染或放入专用收集容器。重复使用的隔离衣应至少每24h更换一次。

11. 碳青霉烯类耐药肠杆菌感染患者使用的医疗器具如何处置?

答:对患者使用的低度危险性物品和器械(如听诊器、体温计、血压计等)应专人专用,并定期清洁和消毒;不能专人专用的物品和器械(如轮椅、车床、担架、床旁心电图机、超声仪器等)在每次使用后应清洁和消毒。

12. 碳青霉烯类耐药肠杆菌感染患者转运时的注意事项是什么?

答:医务人员和转运人员在转运全程均应采取接触预防措施,包括佩戴手套,充分遮盖患者躯干、四肢和伤口等;对气道开放患者在转运前应评估其吸痰指征,并依据评估结果做相应处置,需吸痰时宜采用密闭式吸痰方式;对大小便难以控制的患者,应在转运前处理大小便,并采取相应保护措施(如垫尿布等)。并提前告知接诊科室,提前做好防控。

13. 碳青霉烯类耐药肠杆菌感染患者在检查和治疗科室中的防控措施是什么?

答:碳青霉烯类耐药肠杆菌感染患者安排在普通检查和诊疗者之后(需要紧急抢救者除外);在接诊患者时,应控制室内人员数量,做到"一患一室"。若确不能做到"一患一室",应与其他检查和诊疗者之间设有物理隔断(如屏风、玻璃隔断等多种形式,但不含隔帘);严格执行接触隔离措施及手卫生;检查和诊疗后,应对环境物表及设备表面进行清洁、消毒后方可用于其他患者。

14. 碳青霉烯类耐药肠杆菌感染患者的去定植措施是什么?

答:碳青霉烯类耐药肠杆菌感染或定植的ICU患者,宜每日使用2%葡萄糖酸氯己定进行全身擦拭;不宜对碳青霉烯类耐药肠杆菌肠道定植患者使用抗菌药物去定植;不宜对碳青霉烯类耐药肠杆菌肠道定植患者使用益生菌及相关产品去定植。

15. 碳青霉烯类耐药肠杆菌感染患者环境物体表面日常消毒要求是什么?

答:有明显污染时,应先去除污染,再实施消毒;无明显污染时,宜直接进行擦拭消毒;日常清洁和消毒应每日不少于2次,高频接触的物体表面宜每隔4h进行一次清洁;使用后或污染的可复用的用具应采取有效的复用处理方法,在专用的场所进行处理后备用。

16. 碳青霉烯类耐药肠杆菌感染患者终末清洁与消毒要求是什么?

答:先对隔离病室配置的医疗设备、家具等物品进行清洁和擦拭消毒,完成后移出隔离病室;对隔离病室应按由上而下、由轻污染到重污染、由里而外的顺序进行清洁与擦拭消毒;可采用含有效氯500mg/L或具有同等消毒作用水平的消毒剂进行擦拭消毒;床边隔帘、窗帘应拆除进行清洗和消毒,应更换所有床上织物,包括被单、被套、枕套等;室内医疗卫生用品应清洁与消毒,未经有效清洁与消毒不应移动至其他地方使用。

17. 血管导管相关感染的定义是什么?

答:血管导管相关感染(VCAI)是指留置血管导管期间及拔除血管

导管后48h内发生的原发性且与其他部位感染无关的感染,包括血管导管相关局部感染和血流感染。

18. 血管导管相关感染的临床表现是什么?

答:患者局部感染时出现红、肿、热、痛、渗出等炎症表现,血流感染除局部表现外还会出现发热(>38℃)、寒战或低血压等全身感染表现。

19. 血管导管相关感染的实验室检查是什么?

答:血流感染实验室微生物学检查结果:外周静脉血培养细菌或真菌阳性,或者从导管尖端和外周血培养出相同种类、相同药敏结果的致病菌。

20. 血管导管留置、维护与使用的操作人员资质要求是什么?

答:应当由取得医师、护士执业资格,并经过相应技术培训的医师、护士执行血管导管留置、维护与使用。相关医务人员应当接受各类血管导管使用指征、置管方法、使用与维护、血管导管相关感染预防与控制措施的培训和教育,熟练掌握相关操作规程,并对患者及家属进行相关知识的宣教。

21. 留置血管导管的环境要求是什么?

答:中心导管置管环境应当符合《医院消毒卫生标准》中医疗机构Ⅱ类环境要求。完全植入式导管(输液港)的植入与取出应在手术室进行。

22. 血管导管置管前的患者的评估内容是什么?

答:对患者置管部位和全身状况进行评估。选择能够满足病情和诊疗需要的管腔最少、管径最小的导管。选择合适的留置部位:中心静脉置管,成人建议首选锁骨下静脉,其次选颈内静脉,不建议选择股静脉;连续肾脏替代治疗时建议首选颈内静脉。

23. 留置血管导管时无菌操作要点是什么?

答:严格执行无菌技术操作,置入中心静脉导管、经外周静脉穿刺的中心静脉导管(PICC)、中线导管、全植入式血管通路(输液港)时,必须遵守最大无菌屏障要求,佩戴工作圆帽、医用外科口罩,按《医务人员手卫生规范》有关要求执行手卫生并佩戴无菌手套、穿无菌手术衣或无菌隔离衣、铺能够覆盖患者全身的大无菌单。置管操作辅助人员应佩戴工作圆帽、医用外科口罩,执行手卫生。采用符合国家相关规定的皮肤消毒剂消毒穿刺部位。建议采用含洗必泰醇浓度>0.5%的消毒液进行皮肤局部消毒。

24. 留置血管导管后需要记录的信息是什么?

答:中心静脉导管置管后应当记录置管日期、时间、部位、置管长度,导管名称和类型、尖端位置等,并签名。

25. 血管导管敷料的使用及更换要求是什么?

答:应当尽量使用无菌透明、透气性好的敷料覆盖穿刺点,对高热、出汗,穿刺点出血、渗出的患者可使用无菌纱布覆盖。应当定期更换置管穿刺点覆盖的敷料。更换间隔时间为:无菌纱布至少1次/2d,无菌透明敷料至少1次/周,敷料出现潮湿、松动、可见污染时应当及时更换。医务人员接触置管穿刺点或更换敷料前,应当严格执行手卫生。

26. 血管导管外部连接装置的使用及更换要求是什么?

答:中心静脉导管及PICC,尽量减少三通等附加装置的使用。保持导管连接端口的清洁,每次连接及注射药物前,应当用符合国家相关规定的消毒剂,按照消毒剂使用说明对端口周边进行消毒,待干后方可注射药物;如端口内有血迹等污染时,应当立即更换。

27. 血管导管输注液体的感染预防要点是什么?

答:严格保证输注液体的无菌。输液1d或者停止输液后,应当及时更换输液管路。输血时,应在完成每个单位输血或每隔4h更换给药装置和过滤器;单独输注静脉内脂肪剂(IVFE)时,应每隔12h更换输液装置。外周及中心静脉置管后,应使用不含防腐剂的生理盐水或肝素盐水进行常规冲封管,预防导管堵塞。

28. 留置血管导管过程中的观察要点是什么?

答:应当每天观察患者导管穿刺点局部有无红、肿、热、痛、渗出等炎症表现,及全身有无发热(>38℃)、寒战或低血压等全身感染表现。

29. 血管导管的更换原则是什么?

答:医务人员应当每天对保留导管的必要性进行评估,不需要时应当尽早拔除导管。若无感染征象时,血管导管不宜常规更换,不应当为预防感染而定期更换中心静脉导管、肺动脉导管和脐带血管导管。成人外周静脉导管3~4d更换一次;儿童及婴幼儿使用前评估导管功能正常且无感染时可不更换。外周动脉导管的压力转换器及系统内其他组件(包括管理系统,持续冲洗装置和冲洗溶液)应当每4d更换一次。

30. 紧急状态下置管的血管导管的更换原则是什么?

答:紧急状态下的置管,若不能保证有效的无菌原则,应当在2d内尽快拔除导管,病情需要时更换穿刺部位重新置管。

31. 当发生可疑血管导管感染时如何处置?

答:患者穿刺部位出现局部炎症表现或全身感染表现,怀疑发生血管导管相关感染时,综合评估决定是否需要拔管。如怀疑发生中心静脉导管相关血流感染,拔管时建议进行导管尖端培养、经导管取血培养及经对侧静脉穿刺取血培养。

32. 中心静脉导管、PICC及肺动脉导管的特别感染预防措施是什么?

答:(1)不应当常规更换中心静脉导管、PICC或肺动脉导管,以预防血管导管相关感染。

(2)非隧道式导管无明显感染证据时,可以通过导丝引导更换。非隧道式导管可疑感染时,不应当通过导丝更换导管。

(3)中心静脉导管或PICC患者出现血管导管相关血流感染证据时,应当根据临床综合评估结果决定是否拔管。

(4)外周动脉导管及压力监测装置:成人宜选择桡动脉、肱动脉、足背动脉。儿童宜选择桡动脉、足背部动脉及胫骨后动脉。

(5)压力传感器使用时间应当遵循产品说明书或每4d更换一次。

(6)宜使用入口处为隔膜的压力监测装置,在使用前应用消毒剂擦拭消毒隔膜。

(7)应当保持使用中的压力监测装置无菌,包括校准装置和冲洗装置无菌。

(8)减少对压力监测装置的操作。

(9)不宜通过压力监测装置给予含葡萄糖溶液或肠外营养液。

(10)宜使用密闭式的连续冲洗系统。

33. 脐血管导管的特别感染预防措施是什么?

答:(1)脐动脉导管放置时间不宜超过5d,脐静脉导管放置时间不宜超过14d,不需要时应当及时拔除。

(2)插管前应当清洁、消毒脐部。

(3)不宜在脐血管导管局部使用抗菌软膏或乳剂。

(4)在发生血管导管相关血流感染、血管关闭不全、血栓时,应当拔除导管,不应当更换导管。只有在导管发生故障时才更换导管。

(5)使用低剂量肝素(0.25~1.0U/mL)持续输入脐动脉导管,以维持其通畅。

34. 完全植入式导管(输液港)的特别感染预防措施是什么?

答:(1)输液港专用留置针(无损伤针头)应当至少每7d更换一次。

(2)输液港血管通路在治疗间隙期应当至少每4周维护一次。

35. 血液透析导管的特别感染预防措施是什么?

答:(1)血液透析导管宜首选颈内静脉置管。

(2)维持性血液透析患者宜采用动静脉内瘘。

36. 导尿管相关性泌尿系统感染的定义是什么?

答:导尿管相关性泌尿系统感染主要是指患者留置导尿管后,或者拔除导尿管48h内发生的泌尿系统感染。

37. 导尿管相关尿路感染方式主要为哪种方式感染?

答:导尿管相关尿路感染方式主要为逆行性感染。

38. 导尿管相关性泌尿系统感染诊断标准是什么?

答:临床诊断:患者出现尿频、尿急、尿痛等尿路刺激症状,或者有下腹触痛、肾区叩痛,伴有或不伴有发热,并且尿检白细胞男性≥5个/高倍视野;女性≥10个/高倍视野,插导尿管者应结合尿培养。

在临床诊断的基础上,符合以下条件之一:

(1)清洁中段尿或者导尿留取尿液(非留置导尿)培养 G^+ 球菌菌落数≥10^4cfu/mL, G^- 杆菌菌落数≥10^5cfu/mL。

(2)耻骨联合上膀胱穿刺留取尿液培养的细菌菌落数≥10^3cfu/mL。

(3)新鲜尿液标本经离心应用相差显微镜检查,在每30个视野中有半数视野见到细菌。

(4)经手术、病理学或者影像学检查,有泌尿系统感染证据的。

(5)患者虽然没有症状,但在一周内有内镜检查或导尿管置入,感染发生时及感染发生前48h内使用过内镜检查或留置导尿史,尿液培养 G^+ 球菌菌落数 $\geq 10^4$ cfu/mL, G^- 杆菌菌落数 $\geq 10^5$ cfu/mL,应诊断为无症状性菌尿症。

39. 置管前导尿管相关性泌尿系统感染的预防要点包括什么?

答:(1)严格掌握留置导尿管的适应证,避免不必要的留置导尿。

(2)仔细检查无菌导尿包,如发现导尿包过期、外包装破损、潮湿等现象,不应使用。

(3)根据患者年龄、性别、尿道等情况选择合适的导尿管口径和类型,以最大限度降低尿道损伤和泌尿系统感染。通常成年男性选16F,成年女性选14F。

(4)对留置导尿管的患者,应采用密闭式引流装置。

(5)告知患者留置导尿管的目的、配合要点和置管后的注意事项。

40. 置管时导尿管相关性泌尿系统感染的预防要点包括什么?

答:(1)医务人员要严格按照《医务人员手卫生规范》,认真洗手后,佩戴无菌手套实施导尿术。

(2)严格遵循无菌操作技术原则留置导尿管,动作要轻柔,避免损伤尿道黏膜。

(3)正确铺无菌巾,避免污染尿道口,保持最大的无菌屏障。

(4)充分消毒尿道口,防止污染。清洗或擦洗外阴后常规消毒尿道口及其周围皮肤黏膜。应使用合适的消毒剂棉球,棉球不能重复使用。消毒顺序为:男性患者先洗净包皮及冠状沟,然后自尿道口、龟头向外旋转擦拭消毒。女性患者先按照由上至下、由内向外的原则清洗外阴,然后清洗并消毒尿道口、前庭、两侧大小阴唇,最后会阴、肛门。

(5)导尿管插入深度适宜,插入后,向水囊注入 10~15mL 无菌水,轻拉尿管以确认尿管固定稳妥,不会脱出。

(6)置管过程中,指导患者放松,协调配合,避免污染,如尿管被污染应重新更换尿管。

41. 置管后导尿管相关性泌尿系统感染的预防要点包括什么?

答:(1)妥善固定尿管,避免打折、弯曲,保证集尿袋高度低于膀胱,避免接触地面,防止逆行感染。

(2)保持尿液引流装置密闭、通畅和完整,活动或搬运时夹闭引流管,防止尿液逆流。不要轻易打开导尿管与集尿袋的接口,一般情况下不宜行膀胱冲洗。

(3)按无菌原则及时排空集尿袋。应使用个人专用的收集容器,注意对尿液收集容器的清洗消毒,清空或更换集尿袋时,要遵循无菌操作原则,避免集尿袋的出口触碰到收集容器。一般每3d更换1次尿袋。如采用抗反流尿袋,可每周更换1次;如尿液浑浊或呈血性尿液时,必须每天更换尿袋1次,并注明更换时间。

(4)留取小量尿标本进行微生物病原学检测时,应消毒导尿管后,使用无菌注射器抽取标本送检。留取大量尿标本时(此法不能用于普通细菌和真菌学检查),可以从集尿袋中采集,避免打开导尿管和集尿袋的接口。

(5)不应常规使用含消毒剂或抗菌药物的溶液进行膀胱冲洗或灌注以预防尿路感染。

(6)保持尿道口清洁,留置导尿管期间,每天尿道口擦拭消毒2次,被大便污染者必须及时清洁后,再行消毒。

(7)患者沐浴或擦身时应注意对导尿管的保护,避免将导尿管浸入水中。

(8)长期留置导尿管患者,不宜频繁更换导尿管。

(9)导尿管阻塞或不慎脱出时以及留置导尿装置的无菌性和密闭性被破坏时,应立即更换导尿管。普通导尿管每2周更换1次,硅胶材质导尿管每月更换1次,或遵医嘱更换尿管。

(10)疑似出现泌尿系统感染需要抗菌药物治疗前,应先更换导尿管,并留取尿液进行微生物病原学检测。

(11)每天评估留置导尿管的必要性,不需要时尽早拔除导尿管,尽可能缩短留置导尿管时间。

(12)对长期留置导尿管的患者,拔除导尿管前,应训练膀胱功能。

(13)医护人员在维护导尿管时,要严格执行手卫生。

42. 呼吸机相关肺炎的定义是什么?

答: 建立人工气道(气管插管或气管切开)并接受机械通气时所发生的肺炎,包括发生肺炎前48h内曾经使用人工气道进行机械通气者。

43. 人工气道的定义是什么?

答: 为保证患者气道通畅,而在生理气道与其他气源之间建立的连接,分为上人工气道和下人工气道。上人工气道包括口咽气道和鼻咽气道,下人工气道包括气管插管和气管切开等。

44. 机械通气的定义是什么?

答: 借助呼吸机建立气道口与肺泡间的压力差,给呼吸功能不全的患者以呼吸支持,替代、控制或改变自主呼吸运动的一种通气方式。根据机械通气时是否建立人工气道分为无创正压通气和有创正压通气。

45. 无创正压通气是指什么?

答: 无须建立人工气道,通过鼻罩、口鼻面罩或全面罩等无创方式将患者与呼吸机相连进行正压辅助通气的方式。

46. 有创正压通气是指什么?

答: 需建立人工气道,经鼻或经口气管插管、气管切开等有创方式将患者与呼吸机相连进行正压辅助通气的方式。

47. 呼吸机相关肺炎的预防和控制措施是什么？

答: (1)应每天评估呼吸机及气管插管的必要性,尽早脱机或拔管。

(2)若无禁忌证应将患者头胸部抬高30°～45°,并应协助患者翻身拍背及震动排痰。

(3)应使用有消毒作用的口腔含漱液,如2%氯己定消毒液进行口腔护理,6～8h一次。

(4)在进行与气道相关的操作时应严格遵守无菌技术操作规程。

(5)宜选择经口气管插管。

(6)应保持气管切开部位的清洁、干燥。

(7)宜使用气囊上方带有侧腔的气管插管,及时清除声门下分泌物。

(8)气囊放气或拔出气管插管前应确认气囊上方的分泌物已被清除。

(9)呼吸机管路湿化液应使用无菌水。

(10)呼吸机内外管路应做好清洁消毒。

(11)应每天评估镇静药使用的必要性,尽早停用。

48. 如何减少呼吸机设备污染?

答: 管路更换:可重复使用的呼吸设备必须采用蒸汽/低温消毒灭菌,有效期内使用。重复及一次性呼吸机管路使用期间无污染指征可不少于7d更换,有肉眼可见的污染和功能异常时应及时更换;每周更换加热湿化器。

及时倾倒冷凝水:机械通气期间应随时检查呼吸管道内有无冷凝水积聚、积水杯保持直立,积水杯内冷凝水应<1/3积水杯,达1/3时应及时倾倒。冷凝水不可直接倾倒在室内地面,应作为污水进行处理。有需要时可采用双导丝加热的呼吸机管路;在改变患者体位前应清除呼吸管道内的冷凝水,在清除冷凝水过程中保持呼吸机管路密闭,积水

瓶应放在管路最低部位。

吸痰用无菌试吸罐每4h更换1次,冲洗罐每24h更换1次。密闭式吸痰装置可在防止患者飞沫传播或在加大呼吸末正压的情况下使用。

49. 呼吸机及附属物品的消毒方式是什么?

答:(1)呼吸机外壳及面板应每天清洁消毒1~2次。

(2)呼吸机外部管路及配件应一人一用一消毒或灭菌,长期使用者应每周更换。

(3)呼吸机内部管路的消毒按照厂家说明书进行。

50. 出现外科手术部位感染的原因是什么?

答:外科手术必然会带来手术部位皮肤和组织的损伤,当手术切口的微生物污染达到一定程度时,会发生手术部位的感染。

51. 外科手术切口的分类包括什么?

答:外科手术切口分为清洁切口、清洁-污染切口、污染切口、感染切口。

清洁切口:手术未进入感染炎症区,未进入呼吸道、消化道、泌尿生殖道及口咽部位。

清洁-污染切口:手术进入呼吸道、消化道、泌尿生殖道及口咽部位,但不伴有明显污染。

污染切口:手术进入急性炎症但未化脓区域;开放性创伤手术;胃肠道、尿路、胆道内容物及体液有大量溢出污染;术中有明显污染(如开胸心脏按压)。

感染切口:有失活组织的陈旧创伤手术,已有临床感染或脏器穿孔的手术。

52. 外科手术部位感染包括什么?

答:外科手术部位感染分为切口浅部组织感染、切口深部组织感染、器官／腔隙感染。

53. 切口浅部组织感染的诊断标准是什么?

答:手术后30d以内发生的仅累及切口皮肤或者皮下组织的感染,并符合下列条件之一:

(1)切口浅部组织有化脓液体。

(2)从切口浅部组织的液体或者组织中培养出病原体。

(3)具有感染的症状或者体征,包括局部发红、肿胀、发热、疼痛和触痛。

54. 哪些情形不属于切口浅部组织感染?

答:(1)针眼处脓点(仅限于缝线通过处的轻微炎症和少许分泌物)。

(2)外阴切开术或包皮环切术部位或肛门周围手术部位感染。

(3)感染的烧伤创面,及溶痂的Ⅱ、Ⅲ度烧伤创面。

55. 切口深部组织感染的诊断标准是什么?

答:无植入物者手术后30d以内、有植入物者手术后1年以内发生的累及深部软组织(如筋膜和肌层)的感染,并符合下列条件之一:

(1)从切口深部引流或穿刺出脓液,但脓液不是来自器官／腔隙部分。

(2)切口深部组织自行裂开或者由外科医师开放的切口。同时,患者具有感染的症状或者体征,包括局部发热、肿胀及疼痛。

(3)经直接检查、再次手术探查、病理学或者影像学检查,发现切口深部组织脓肿或者其他感染证据。

(4)同时累及切口浅部组织和深部组织的感染归为切口深部组织感染;经切口引流所致器官/腔隙感染,无须再次手术归为切口深部组织感染。

56. 器官/腔隙感染的诊断标准是什么？

答: 无植入物者手术后30d以内，有植入物者手术后1年以内发生的累及术中解剖部位(如器官或者腔隙)的感染，并符合下列条件之一:

(1)器官或者腔隙引流或穿刺出脓液。

(2)从器官或者腔隙的分泌物或组织中培养分离出致病菌。

(3)经直接检查、再次手术、病理学或者影像学检查，发现器官或者腔隙脓肿，或其他器官或者腔隙感染的证据。

57. 手术前手术部位感染的预防要点包括什么？

答: (1)尽量缩短患者术前住院时间。择期手术患者应尽可能待手术部位以外感染治愈后再进行手术。

(2)有效控制糖尿病患者围手术期的血糖水平。

(3)重视术前患者的抵抗力，纠正水电解质的不平衡、贫血、低蛋白血症等。

(4)如无禁忌证，术前应洗澡或擦浴。

(5)正确准备手术部位皮肤，彻底清除手术切口部位和周围皮肤的污染。术前备皮应尽量接近手术时间(2h之内)，确需去除手术部位毛发时，应使用脱毛或剃毛等不损伤皮肤的方法，避免使用刀片刮除毛发。

(6)消毒前要彻底清除手术切口和周围皮肤的污染，采用卫生行政部门批准的、合格的皮肤消毒剂，以适当的方式消毒手术部位皮肤，皮肤消毒范围应符合手术要求，如需延长切口、做新切口或放置引流时，应扩大消毒范围。

(7)如需预防使用抗菌药物时，围手术期预防使用应在手术患者皮肤切开前0.5～2h内或麻醉诱导期给予合理种类和合理剂量的抗菌药物，若手术时间超过3h或手术时间长于所用抗菌药物半衰期及失血量大于1500mL时，手术中应给手术患者追加合理剂量的抗菌药物。术后使用时间不超过24h。需要做肠道准备的手术患者，根据医嘱术前1天分次、足剂量给予非吸收性口服抗菌药物。

（8）急诊手术或有开放伤口的患者应先进行清洁处置,对开放创面的污渍、血迹、渗出物应进行初步处置后,将伤口遮盖后再进入手术室限制区。

（9）手术人员要严格按照《医务人员手卫生规范》进行外科手消毒。

（10）医护人员有明显皮肤感染或患有流感等呼吸道疾病,以及携带或感染多重耐药菌时,在未治愈前不应参加手术。

58. 手术部位清洁皮肤准备需要哪些指征?

答:手术部位皮肤表面无明显肉眼可见毛发。如颈前部、胸部、上腹部、背部、四肢等手术部位皮肤上无明显毛发可采取清洁皮肤的方法。

59. 择期手术清洁备皮的方法是什么?

答:手术前1d在护理人员的指导及协助下,用毛巾蘸取沐浴液或皂体进行全身洗浴,重点加强手术部位皮肤的清洗,腹部区域手术应用液体石蜡清洁脐部污垢。不能全身洗浴的患者应对手术区域皮肤进行擦浴,反复2遍,并观察手术区域皮肤有无异常。手术当日晨,使用2%葡萄糖洗必泰消毒溶液涂擦手术区域皮肤2遍(擦拭范围根据手术部位要求),协助患者更换清洁的衣服。

60. 手术中手术部位感染的预防要点包括什么?

答:（1）保证手术间的门关闭状态,尽量保持手术间正压通气,环境表面清洁,最大限度减少人员数量和流动。每个手术间参观人数不应超过3人。

（2）保证使用的手术器械、器具及物品等达到灭菌水平。

（3）手术中医务人员要严格遵循无菌技术原则和手卫生规范。

（4）手术人员尽量轻柔地接触组织,有效止血,最大限度地减少组织损伤;彻底去除手术部位的坏死组织和组织碎屑,避免留死腔。

(5)术中保持患者体温正常,防止低体温。需要局部降温的特殊手术按该专业具体要求执行。

(6)对手术部位进行冲洗时,冲洗液温度应维持在37℃。

(7)手术切口需做引流,应首选密闭式负压引流,并尽量选择远离手术切口、位置合适的部位进行置管引流,确保引流充分。

(8)安排手术应遵循先清洁后污染的原则,连台手术之间严格执行各项消毒制度。

(9)医务人员参加感染患者的手术后,应沐浴并重新更换刷手服、进行外科手消毒,再进行下一台手术。

61. 手术后手术部位感染的预防要点包括什么?

答:(1)医务人员接触患者手术部位或者更换手术切口敷料前后应进行手卫生。

(2)为患者更换切口敷料时,要严格遵守无菌技术操作原则及换药流程。

(3)术后保持引流通畅,每日评估,尽早为患者拔除引流管。

(4)外科医师、护士要定时观察患者手术部位切口情况,疑似切口感染及时采集分泌物进行微生物培养,结合微生物报告及患者手术情况,对外科手术部位感染及时诊断、治疗和监测。

(5)按《医疗卫生机构医疗废物管理办法》做好医疗废弃物分类及处置,废弃的锐利器械应立即放入锐器盒。

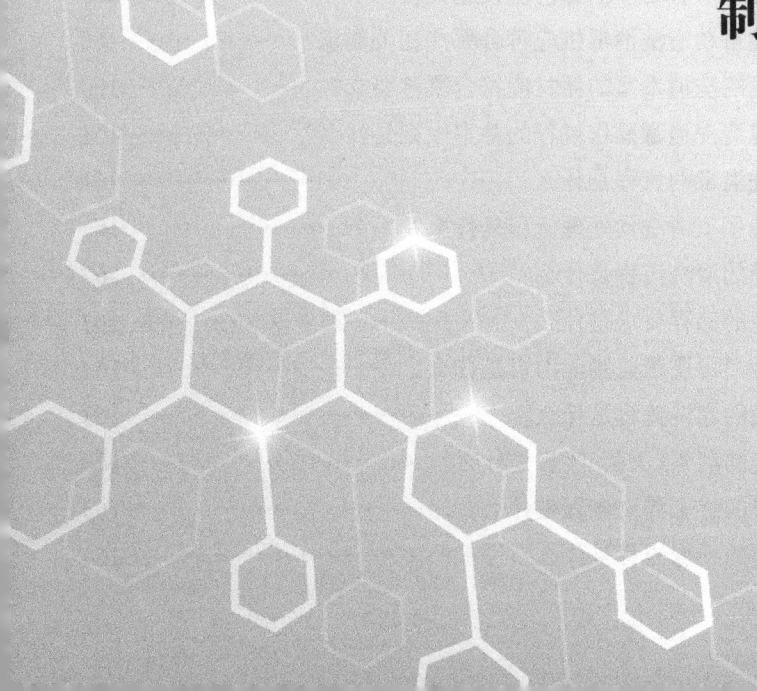

第九篇
重点部门感染预防与控制

第九篇 重点部门感染预防与控制

1. 医院感染重点部门包括什么?

答:医院感染预防与控制过程中需要重点关注的、具有感染率高或引发感染风险高等特点的科室,如重症医学科、器官移植病房、骨髓移植病房、血液透析中心(室)、新生儿病房及重症新生儿监护病房、感染性疾病科、手术部(室)、产房、母婴同室、急诊科及其病房、口腔科门诊、介入手术室、临床检验科(实验室,含输血科)、内镜中心(室)、医院消毒供应中心等。

2. 独立的预检分诊点物品配置是什么?

答:预检分诊点(处)应配备体温计(枪)、手卫生设施与用品、个人防护用品和消毒产品等,以便随时取用。

3. 预检分诊医务人员的主要预检内容是什么?

答:在接诊过程中,应注意询问患者有关的流行病学史、职业史,结合患者的主诉、病史、症状和体征等对来诊的患者进行传染病的预检。经预检确定为需要隔离的传染病患者或者疑似患者的,应将患者分诊至感染性疾病科或分诊点就诊,同时对接诊处采取必要的消毒措施。

4. 门急诊手卫生设施应如何设置?

答:门急诊每间诊室均应设置手卫生设施,包括流动水洗手设施、洗手液、干手设施或速干手消毒剂;可能高频率接触血液、体液、分泌物的诊疗室如换药室、皮肤科、烧伤科、耳鼻喉科、妇科、口腔科、感染性疾病科等应设置流动水洗手设施和干手设施。

5. 门急诊医疗废物应如何处置?

答:门急诊公共区域应放置生活垃圾桶,内装黑色垃圾袋;特殊科室如采血室、注射室等患者可能丢弃医疗废物的区域应放置医疗废物桶,内装黄色医疗废物袋。

普通诊室宜放置生活垃圾桶;门急诊换药室、采血室、注射室、耳鼻喉科诊室、妇科诊室、感染性疾病科诊室、肛肠科诊室、泌尿外科诊室等可能进行诊疗操作的房间应放置医疗废物桶,内装黄色医疗废物袋。

6. 重症监护病房感染预防方面建筑布局要求是什么?

答:每个床单元使用面积应不少于15㎡,床间距应大于1m;ICU内应至少配备1个单间病室,使用面积应不少于18㎡;装饰应遵循不产尘、不积尘、耐腐蚀、防潮防霉、防静电、容易清洁和消毒的原则。

7. 重症监护病房环境管理要求是什么?

答:应具备良好的通风、采光条件。医疗区域内的温度应维持在24±1.5℃,相对湿度应维持在30%~60%;不应在室内摆放干花、鲜花或盆栽植物。

8. 进入ICU的医务人员职业防护措施是什么?

答:医务人员应采取标准预防,保持工作服的清洁,进入ICU可不换鞋,必要时可穿鞋套或更换专用鞋。根据接触患者的隔离情况增加额外个人防护用品,如手套、护目镜、防护面罩、隔离衣等。

9. ICU 内患者如何安置与隔离?

答:将感染、疑似感染与非感染患者分区安置,在标准预防的基础上,应根据疾病的传播途径(接触传播、飞沫传播、空气传播),采取相应的隔离与预防措施;多重耐药菌、泛耐药菌感染或定植患者,宜单间隔离;如隔离房间不足,可将同类耐药菌感染或定植患者集中安置,并设醒目的标识。

10. 探视 ICU 内患者时探视者如何管理?

答:应明示探视时间,限制探视者人数;探视者进入 ICU 宜穿专用探视服,专床专用,结束后清洗消毒;探视者进入 ICU 可不换鞋,必要时可穿鞋套或更换专用鞋;探视呼吸道感染患者时,探视者应遵循额外防护;谢绝患有呼吸道感染性疾病的探视者。

11. ICU 物体表面、地面清洁消毒频率是什么?

答:物体表面、地面应保持清洁,被患者血液、体液、排泄物、分泌物等污染时,应随时清洁并消毒;每天清洁消毒 1~2 次,达到中水平消毒。

12. 普通患者使用的医疗设备清洁消毒频率是什么?

答:一般性诊疗器械(如听诊器、叩诊锤、手电筒、软尺等)宜专床专用,如交叉使用应一用一消毒;普通患者交叉使用的医疗设备(如超声诊断仪、除颤仪、心电图机等)表面,直接接触患者的部分应每位患者使用后立即清洁消毒,不直接接触患者的部分应每周清洁消毒 1~2 次。

13. 安装空气净化系统的 ICU 出、回风口消毒频率是什么?

答:空气净化系统的出、回风口应每周清洁消毒 1~2 次。

14. 软式内镜诊疗室的基本配置是什么?

答:(1)诊疗室内的每个诊疗单位应包括诊查床1张、主机(含显示器)、吸引器、治疗车等。

(2)软式内镜及附件数量应与诊疗工作量相匹配。

(3)灭菌内镜的诊疗环境至少应达到非洁净手术室的要求。

(4)应配备手卫生装置,采用非手触式水龙头。

(5)应配备口罩、帽子、手套、护目镜或防护面罩等。

(6)注水瓶内的用水应为无菌水,每天更换。

(7)宜采用全浸泡式内镜。

(8)宜使用一次性吸引管。

15. 软式内镜清洗消毒室的环境要求是什么?

答:(1)清洗消毒室应独立设置,保持通风良好。

(2)如采用机械通风,宜采取"上送下排"方式,换气次数宜≥10次/h,最小新风量宜达到2次/h。

(3)清洗消毒流程应做到由污到洁,应将操作规程以文字或图片方式在清洗消毒室适当的位置张贴。

(4)不同系统(如呼吸、消化系统)软式内镜的清洗槽、内镜自动清洗消毒机应分开设置和使用。

16. 软式内镜应配有哪些消毒清洗设施设备?

答:(1)清洗槽:手工清洗消毒操作还应配备漂洗槽、消毒槽、终末漂洗槽。

(2)全管道灌流器。

(3)各种内镜专用刷。

(4)压力水枪。

(5)压力气枪。

(6)测漏仪器。

(7)计时器。

(8)内镜及附件运送容器。

(9)低纤维絮且质地柔软的擦拭布、垫巾。

(10)手卫生装置,采用非手触式水龙头。

(11)动力泵(与全管道灌流器配合使用)、超声波清洗器。

(12)内镜自动清洗消毒机。

(13)软式内镜自动清洗消毒机。

(14)灭菌设备。

17. 软式内镜自动清洗消毒机应符合哪些相关要求?

答:(1)应具备清洗、消毒、漂洗、自身消毒等功能。

(2)宜具备测漏、水过滤、干燥、数据打印等功能。

18. 软式内镜清洗消毒室的耗材应符合哪些要求?

答:(1)水:应有自来水、纯化水、无菌水。自来水应符合《生活饮用水卫生标准》GB5749的规定。纯化水应符合《生活饮用水卫生标准》GB5749的规定,并保证细菌总数≤10CFU/100mL;生产纯化水所使用的滤膜孔径应≤0.2μm,并定期更换。无菌水为经过灭菌工艺处理的水。必要时对纯化水和无菌水进行微生物学检测。

(2)压缩空气:应为清洁压缩空气。

(3)医用清洗剂应满足以下要求:①应选择适用于软式内镜的低泡医用清洗剂;②可根据需要选择特殊用途的医用清洗剂,如具有去除生物膜作用的医用清洗剂。

(4)医用润滑剂:应为水溶性,与人体组织有较好的相容性,不影响灭菌介质的穿透性和器械的机械性能。

(5)消毒剂应满足以下要求:首先适用于内镜且符合国家相关规定,并对内镜腐蚀性较低;可选用邻苯二甲醛、戊二醛、过氧乙酸、二氧化氯、酸性氧化电位水、复方含氯消毒剂,也可选用其他消毒剂。

(6)灭菌剂应满足以下要求:应适用于内镜且符合国家相关规定,并对内镜腐蚀性较低;可选用戊二醛、过氧乙酸,也可选用其他灭菌剂。

(7)消毒剂浓度测试纸:应符合国家相关规定。

(8)干燥剂:应配备75%～95%乙醇或异丙醇。

19. 软式内镜清洗消毒操作规程的基本原则是什么?

答:所有软式内镜每次使用后均应进行彻底清洗和高水平消毒或灭菌。

(1)软式内镜及重复使用的附件、诊疗用品应遵循以下原则进行分类处理:①进入人体无菌组织、器官,或接触破损皮肤、破损黏膜的软式内镜及附件应进行灭菌;②与完整黏膜相接触,而不进入人体无菌组织、器官,也不接触破损皮肤、破损黏膜的软式内镜及附属物品、器具,应进行高水平消毒。

(2)与完整皮肤接触而不与黏膜接触的用品宜低水平消毒或清洁。

20. 内镜清洗消毒的流程是什么?

答:预处理、清洗、漂洗、消毒(灭菌)、终末漂洗、干燥。

21. 软式内镜手工清洗预处理流程是什么?

答:(1)内镜从患者体内取出后,在与光源和视频处理器拆离之前,应立即用含有清洗液的湿巾或湿纱布擦去外表面污物,擦拭用品应一次性使用。

(2)反复送气与送水至少10s。

(3)将内镜的先端置入装有清洗液的容器中,启动吸引功能,抽吸清洗液直至其流入吸引管。

(4)盖好内镜防水盖。

(5)放入运送容器,送至清洗消毒室。

22. 软式内镜的清洗流程是什么?

答:(1)在清洗槽内配制清洗液,将内镜、按钮和阀门完全浸没于清洗液中。

(2)用擦拭布反复擦洗镜身,应重点擦洗插入部和操作部。擦拭布应一用一更换。

(3)刷洗软式内镜的所有管道,刷洗时应使用刷头贯通管道,并洗净刷头上的污物;反复刷洗至没有可见污染物。

(4)连接全管道灌流器,使用动力泵或注射器将各管道内充满清洗液,浸泡时间应遵循产品说明书。

(5)刷洗按钮和阀门,适合超声清洗的按钮和阀门应遵循生产厂家的使用说明进行超声清洗。

(6)每清洗1条内镜后应更换清洗液。

(7)将清洗刷清洗干净,高水平消毒后备用。

23. 软式内镜的储存要求是什么?

答:(1)内镜干燥后应储存于内镜与附件储存库(柜)内,镜体应悬挂,弯角固定钮应置于自由位,并将取下的各类按钮和阀门单独储存。

(2)内镜与附件储存库(柜)应每周清洁消毒1次,遇到污染时应及时清洁消毒。

(3)灭菌后的内镜、附件及相关物品应遵循无菌物品储存要求进行储存。

24. 软式内镜消毒质量监测的内容是什么?

答:(1)消毒内镜应每季度进行生物学监测。监测采用轮换抽检的方式,每次按25%的比例抽检。内镜数量少于等于5条的,应每次全部监测;数量多于5条的,每次监测数量应不低于5条。

(2)消毒合格标准:菌落总数≤20CFU/件。

(3)当怀疑医院感染与内镜诊疗操作相关时,应进行致病性微生物检测。

25. 软式内镜的漂洗流程是什么?

答:(1)将清洗后的内镜连同全管道灌流器、按钮、阀门移入漂洗槽内。

(2)使用动力泵或压力水枪充分冲洗内镜各管道至无清洗液残留。

(3)用流动水冲洗内镜的外表面、按钮和阀门。

(4)使用动力泵或压力气枪向各管道充气至少30s,去除管道内的水分。

(5)用擦拭布擦干内镜外表面、按钮和阀门,擦拭布应一用一更换。

26. 软式内镜的消毒(灭菌)流程是什么?

答:(1)将内镜连同全管道灌流器,以及按钮、阀门移入消毒槽,并全部浸没于消毒液中。

(2)使用动力泵或注射器,将各管道内充满消毒液,消毒方式和时间应遵循产品说明书。

(3)更换手套,向各管道至少充气30s,去除管道内的消毒液。

(4)使用灭菌设备对软式内镜灭菌时,应遵循设备使用说明书。

27. 软式内镜的终末漂洗流程是什么?

答:(1)将内镜连同全管道灌流器,以及按钮、阀门移入终末漂洗槽内。

(2)使用动力泵或压力水枪,用纯化水或无菌水冲洗内镜各管道至少2min,直至无消毒剂残留。

(3)用纯化水或无菌水冲洗内镜的外表面、按钮和阀门。

(4)采用浸泡灭菌的内镜,应在专用终末漂洗槽内使用无菌水进行终末漂洗。

(5)取下全管道灌流器。

28. 软式内镜的干燥流程是什么？

答:(1)将内镜、按钮和阀门置于铺设无菌巾的专用干燥台。无菌巾应每4h更换1次。

(2)用75%～95%乙醇或异丙醇灌注所有管道。

(3)使用压力气枪,用洁净压缩空气向所有管道充气至少30s,至其完全干燥。

(4)用无菌擦拭布、压力气枪干燥内镜外表面、按钮和阀门。

(5)安装按钮和阀门。

29. 软式内镜内镜清洗消毒机操作流程是什么？

答:使用内镜清洗消毒机前应先遵循手工清洗的规定对内镜进行预处理、测漏、清洗和漂洗,使用内镜消毒机清洗和漂洗可在同一清洗槽内进行。具体操作按照内镜清洗消毒机的产品使用说明进行。无干燥功能的内镜清洗消毒机,应遵循手工干燥的方式进行。

30. 软式内镜的复用附件的清洗消毒与灭菌的方式是什么？

答:(1)附件使用后应及时浸泡在清洗液里或使用保湿剂保湿,如为管腔类附件应向管腔内注入清洗液。

(2)附件的内外表面及关节处应仔细刷洗,直至无可见污染物。

(3)采用超声清洗的附件,应遵循附件的产品使用说明书使用医用清洗剂进行超声清洗。清洗后用流动水漂洗干净并干燥。

(4)附件的润滑应遵循生产厂家的使用说明书。

31. 透析治疗室的环境要求是什么？

答:血液透析治疗室应达到Ⅲ类环境要求,保持安静,光线充足。具备通风设施、空气消毒装置和空调等,保持空气清新。地面应使用防酸材料并设置地漏。

32. 合格的透析单元包括哪些设施?

答: 一台透析机与一张透析床/椅称为一个透析单元,透析单元的间隔不小于1m;应配备供氧装置、中心负压接口,或配备可移动负压抽吸装置。每个透析单元应当配置电源插座组及安全保护装置、反渗水供给接口、透析废液排水接口等。

33. 透析治疗室的手卫生设施要求是什么?

答: 合理配置手卫生设备,每个分隔透析治疗区域均应配置洗手池、非手触式水龙头、洗手液、速干手消毒剂、干手物品或设备,手卫生设备的位置和数量应满足工作和感染控制的需要。

34. 对于确诊具有传染性和疑似有传染性疾病的患者应如何安排透析?

答: (1)透析室需设置非传染病透析患者治疗的普通透析治疗室(区)和隔离透析治疗室(区)。

(2)隔离透析治疗室(区)供具有传染性的乙型病毒性肝炎、丙型病毒性肝炎等血源性传染疾病患者进行治疗。

(3)未设置隔离透析治疗室(区)的血液透析室,不得接受治疗合并上述传染病的血液透析患者。

(4)确诊具有传染性梅毒或艾滋病的患者,以及具有开放性肺结核、其他根据《中华人民共和国传染病防治法》需要隔离的严重呼吸道传染病的患者,建议在传染病院或卫生行政部门指定的医疗机构进行血液透析。

(5)对于疑似血源性传染疾病的患者,安排在用于急诊的血液透析机、每班次末位进行透析,透析结束后对血液透析机表面和内部严格消毒。

35. 血液透析滤过机消毒效果监测时机是什么？

答：当改变消毒液原液浓度或吸入量时，应在消毒完成后，使用消毒剂残留量试纸(试剂)在排水口取样，检测水路中的残留浓度，达到安全标准后方可应用。

36. 透析用水是指什么？

答：满足血液透析用水标准的要求且适用于血液透析用途的水，包括透析液的制备用水，透析器的再处理用水，透析浓缩液的制备用水和在线置换液制备用水。

37. 透析用水的微生物要求是什么？

答：透析用水中的细菌总数应不超过100CFU/mL，干预水平应建立在系统微生物动力学知识之上。通常，干预水平是最大允许水平的50%。

透析用水中的内毒素含量应不超过0.25EU/mL。必须建立干预水平，通常是最大允许水平的50%。

38. 如何监测软水器的出水硬度？

答：监测频率：每天1次。

合格标准：树脂罐（软水器）的出水硬度，推荐<1GPG（或17.1mg/L）。

监测方法：建议每天透析治疗前进行检测，应在水处理设备运转状态下，打开树脂罐（软水器）的出水取样阀，放水至少60s后，采集样本进行测定并记录结果。

39. 如何监测活性炭罐出水总氯含量?

答:监测频率:每天1次。

合格标准:活性炭罐出水的总氯含量≤0.1mg/L。

监测方法:每天开始透析治疗前,透析用水处理设备运转至少15min后开启活性炭罐出水取样阀,取样测定并记录。

40. 如何监测透析用水的微生物污染物?

答:监测频率:细菌学培养应至少每月1次,内毒素检测至少每3个月1次。

监测方法:取样点应至少包括供水回路的末端。样本取样口应保持开启并放水至少60s后,对样本取样口进行消毒,可使用75%乙醇消毒擦拭出水口外表面3次,待乙醇完全挥发后方可采样,不能使用其他消毒剂。

41. 如何监测透析用水的化学污染物?

答:监测频率:至少每年1次。

监测方法:取样点应至少包括供水回路的末端。取样口应开启至少60s后用专用容器取样,送检测定。

42. 透析用水处理设备(包括反渗透水处理主机)如何消毒?

答:根据透析用水处理设备使用说明书要求确定消毒周期。

检测透析用水细菌数>50CFU/mL或内毒素>0.125EU/mL时,应进行主动性干预处理,处理方法根据设备的不同分为热消毒和化学消毒。可按照产品说明书选择适宜的处理方法。

43. 血液透析治疗过程中的规范化操作包括什么?

答:(1)患者进行血液透析治疗时应当严格限制非工作人员进入透

析治疗室/区。

(2)以中心静脉导管或移植物导管作为血管通路的患者,血管通路的连接和断开严格落实无菌操作要求。

(3)进入患者组织、无菌器官的医疗器械、器具和物品达到灭菌水平。

(4)接触患者皮肤、黏膜的医疗器械、器具、物品达到消毒水平。

(5)各种用于有创操作的医疗器具一人一用一灭菌。

(6)一次性使用的医疗器械、器具(如注射器)不得重复使用。

(7)血液透析室(中心)使用的消毒药械、一次性使用医疗器械和器具应当符合相关规定。

(8)规范配置治疗药品。

(9)对于需要紧急血液透析治疗且血源性传染疾病标志物检测结果尚未回报的患者,可安排用急诊的血液透析机治疗,透析结束后对血液透析机表面和内部进行严格消毒。

44. 透析患者的传染病病原微生物监测要求是什么?

答:(1)首次开始血液透析的患者、由其他血液透析室(中心)转入或近期接受血液制品治疗的患者,即使血源性传染病标志物检测阴性,也建议 1 ~ 6 个月期间内重复检测传染病标志物。

(2)长期透析患者每 6 个月检查 1 次乙型肝炎病毒、丙型肝炎病毒、梅毒螺旋体及艾滋病病毒标志物,保留原始记录并登记。

(3)存在不能解释的肝脏转氨酶异常升高的血液透析患者,应进行乙型肝炎病毒脱氧核糖核酸(HBV-DNA)和丙型肝炎病毒核糖核酸(HCV-RNA)定量测定。

(4)血液透析室出现肝炎病毒标志物阳转的患者,应立即对密切接触者(使用同一台血液透析机或相邻透析单元的患者)进行肝炎病毒标志物检测,包括 HBV-DNA 和 HCV-RNA 检测;检测阴性的患者应 1 ~ 6 个月后重复检测。

(5)建议乙型病毒肝炎标志物阴性的患者接种乙型肝炎病毒疫苗。

(6)建议丙型肝炎患者进行药物治疗。

45. 透析结束后的环境及物表消毒要求是什么？

答：(1)每班次透析结束后，透析治疗室(区)应通风，保持空气清新。每日透析结束后应进行有效的空气净化消毒。

(2)患者使用的床单、被套、枕套等物品应当一人一用一更换。

(3)每班次透析结束后对透析单元内所有的物品表面及地面进行清洁消毒。对有血液、体液及分泌物的污染区域使用500mg/L的含氯消毒剂擦拭消毒。

(4)透析机外部等物品表面用500mg/L的含氯消毒剂或其他有效消毒剂进行擦拭消毒。

(5)每班次透析结束后，按照透析机使用说明书要求对机器内部管路进行消毒。采用中心供液自动透析系统、无透析液内部管路的透析机，可自动冲洗后开始下次透析，无须进行机器内部的管路消毒；但每日透析结束后应进行透析系统的整体消毒。

46. 洁净手术室的定义是什么？

答：采用空气净化技术，把手术环境空气中的微生物粒子及颗粒总量降到允许水平的手术室。手术室也可称手术间。

47. 手术术间自净时间的定义是什么？

答：在正常运行的换气次数条件下，使手术室内术后废弃物已被清除后的空气含尘浓度降低约90%或降低到设计洁净度级别上限浓度之内所需的时间。

48. 什么是沉降法测细菌浓度及如何测定？

答：简称沉降菌浓度。沉降法又称平板暴露法。用培养皿在空气中暴露采样,盖好培养皿后经过培养得出的菌落形成单位的数量,代表空气中可以沉降下来的细菌数(CFU/皿)。

49. 洁净手术部洁净用房如何分级?

答:洁净手术部洁净用房应按空态或静态条件下的细菌浓度进行分级,通常分为5级、6级、7级、8级。

50. Ⅰ级洁净手术间卫生学标准是什么,可适用于哪些手术?

答:Ⅰ级洁净手术间沉降法(浮游法)细菌最大平均浓度:手术区为0.2CFU/30min,周边区为0.4CFU/30min。所对应的空气洁净度级别:手术区为5级,周边区为6级。参考可以进行的手术为假体植入、某些大型器官移植、手术部位感染可直接危及生命及生活质量的手术。

51. Ⅰ级洁净手术部用房主要技术指标是什么?

答:手术室内压力为正压,工作区平均风速为0.20~0.25m/s,温度为21~25℃,最小新风量为15m²/h,噪声≤51dB,照度≥350lx。

52. 洁净手术部人流、物流原则是什么?

答:(1)洁净手术部功能布局应合理、符合手术无菌技术的原则,并应做到联系便捷、洁污分明。

(2)洁净手术部人流、物流由非洁净区进入洁净区应经过卫生处置,人员应换鞋、更衣。医务(包括医护技、卫生、管理等)人员与患者进出口分设。

(3)手术使用后的可复用器械应密封送消毒供应中心集中处理。医疗废弃物应就地打包,密封转运处理。

53. 洁净手术部医疗流程是什么?

答:(1)医务人员应严格执行卫生通过流程,并应严格执行无菌技术操作规程。医务人员应在非洁净区换鞋、更衣后,进入洁净区,医护人员应在手卫生后进入手术室,术前穿手术衣和戴手套,术毕应原路退出手术部。

(2)病人从非洁净区进入后,应在洁净区换洁车或清洁车辆,并应在洁净区进行麻醉、手术和恢复,术后退出手术部至普通病房或ICU病房。

(3)无菌物品应在供应中心消毒后,通过密闭转运或专用洁净通道进入洁净区,并应在洁净区无菌储存,按要求送入手术室。

54. 手术使用后物品进出流程是什么?

答:(1)可复用器械应在消毒供应中心密闭式回收,并应在去污区进行清点、分类、清洗、消毒、干燥、检查和包装,灭菌后的复用器械应送入无菌储存间,并按要求送入手术部。

(2)可复用的布类手术用物应在洗衣房密闭式回收,并应清洗、消毒,集中送回消毒供应中心进行检查、包装和灭菌处理,灭菌后应送入无菌存储间,并按要求送入手术部。

55. 口腔科器械处理区应如何划分区域,每个区域的作用是什么?

答:区域可划分为回收清洗区、保养包装及灭菌区、物品存放区。

(1)回收清洗区承担器械回收、分类、清洗、干燥工作。

(2)保养包装及灭菌区承担器械保养、检查、包装、消毒和(或)灭菌工作。

(3)物品存放区存放消毒、灭菌后的物品,以及去除外包装的一次性卫生用品等。

(4)工作量少的口腔门诊可不设物品存放区,消毒灭菌后将物品直接放于器械储存车内。注意回收清洗区与保养包装及灭菌区间应有物理屏障。工作流程设计应由污到洁,装饰材料应耐水、易清洁,并按照所配设备预留水、电、气等管线。

56. 口腔器械处理的基本原则是什么？

答：(1)口腔器械应一人一用一消毒和(或)灭菌。

(2)高度危险口腔器械应达到灭菌水平。

(3)中度危险口腔器械应达到灭菌水平或高水平消毒。

(4)低度危险口腔器械应达到中或低水平消毒。

57. 口腔器械回收的基本原则是什么？

答：(1)口腔器械使用后应与废弃物品分开放置,及时回收。

(2)口腔器械应根据器械材质、功能、处理方法的不同进行分类放置。具体如下:结构复杂不易清洗的口腔器械(如牙科小器械、刮匙等)宜保湿放置,保湿液可选择生活饮用水或酶类清洁剂;牙科手机、电动洁牙器和电刀应初步去污,存放于干燥回收容器内;其他器械可选择专用回收容器放置。

(3)回收容器应于每次使用后清洗、消毒、干燥备用。

58. 口腔器械手工清洗的操作程序及注意事项是什么？

答：(1)操作程序:①冲洗:将器械、器具和物品置于流动水下冲洗,初步去除污染物。②冲洗后,用酶清洁剂或其他清洁剂浸泡后刷洗、擦洗。③漂洗:刷洗、擦洗后,再用流动水清洗。

(2)注意事项:①手工清洗时水温宜为15~30℃。②去除干固的污渍宜先用酶清洁剂浸泡,浸泡时间和酶清洁剂使用液浓度参考生产厂家使用说明书,浸泡后再行刷洗或擦洗。③刷洗操作应在水面下进行,防止产生气溶胶。④管腔器械应用压力水枪冲洗,可拆卸部分应拆开后清洗。应选用相匹配的刷洗用具、用品,避免产生器械磨损。⑤清洗用具、清洗池等应每日清洁和消毒。

59. 口腔器械的包装要求是什么?

答:应根据器械特点和使用频率选择包装材料。

(1)中、低度危险的口腔器械可不包装,消毒或灭菌后直接放入备用清洁容器内保存。

(2)牙科小器械宜选用牙科器械盒盛装。

(3)封包要求如下:包外应有灭菌化学指示物,并标有物品名称、包装者、灭菌器编号、灭菌批次、灭菌日期及失效期,如只有1个灭菌器时可不标注灭菌器编号;口腔门诊手术包的包内、包外均应有化学指示物;纸塑袋包装时应密封完整,密封宽度≥6mm,包内器械距包装袋封口处≥2.5mm;纸袋包装时应密封完整;医用热封机在每日使用前应检查参数的准确性。

60. 口腔器械储存的要求是什么?

答:储存区应配备物品存放柜(架)或存放车,并每周对其进行清洁消毒。应注意以下事项:

(1)灭菌物品和消毒物品应分开放置,并有明显标识。

(2)采用灭菌包装的无菌物品储存有效期:纺织材料和牙科器械盒为7d,一次性纸袋为30d,一次性皱纹纸和医用无纺布为180d,一次性纸塑袋为180d。

(3)裸露灭菌及一般容器包装的高度危险口腔器械灭菌后应立即使用,最长不超过4h。

(4)中、低度危险口腔器械消毒或灭菌后置于清洁干燥的容器内保存,保存时间不宜超过7d。

61. 口腔器械根据感染风险程度如何分类?

答:(1)高度危险口腔器械:穿透软组织、接触骨,进入或接触血液或其他无菌组织的口腔器械。

（2）中度危险口腔器械：与完整黏膜相接触，而不进入人体无菌组织、器官和血液，也不接触破损皮肤、破损黏膜的口腔器械。

（3）低度危险口腔器械：不接触患者口腔或间接接触患者口腔，参与口腔诊疗服务，虽有微生物污染，但在一般情况下无害，只有受到一定量的病原微生物污染时才造成危害的口腔器械。

62. 口腔综合治疗台用水的基本要求是什么？

答：（1）口腔综合治疗台宜设置具有各管道水路排空功能的装置，水路材质应选择耐腐蚀的材料。

（2）输入水的源水至少应符合《生活饮用水卫生标准》GB5749，宜使用符合《中华人民共和国药典》（二部，2020年版）要求的纯化水。独立储水罐应使用纯化水，连续使用时间应<24h。

（3）诊疗用水的菌落总数≤500CFU/mL(R2A琼脂培养基)或≤100CFU/mL(营养琼脂培养基)。两种方法均不应检出致病菌，口腔外科手术、种植牙操作应使用无菌水。

（4）口腔综合治疗台污水排放管道应接入医疗机构污水处理系统。

63. 口腔综合治疗台水路清洗消毒要求是什么？

答：（1）每日诊疗工作结束后，应对水路进行消毒；口腔综合治疗台停用≥72h，应对水路进行消毒，宜监测合格后使用。

（2）宜选择对水路连续消毒的消毒产品。

（3）对传染病患者进行口腔操作可能导致水路污染时，应在操作后对该患者使用的水路进行清洗消毒。

64. 口腔综合治疗台水路的日常维护包括哪些？

答：（1）每日开诊前，应对诊疗用水的出水管路冲洗至少3min，冲洗痰盂下水管道，对吸唾管道抽吸冲洗不少于30s。每次诊疗结束后，应冲洗手机等口腔器械的连接软管至少30s，并应冲洗吸唾管道和痰盂。

（2）每日诊疗结束，应冲洗消毒吸唾管道、痰盂，冲洗吸唾管道的污物过滤网、痰盂下水管道的污物收集器。对漱口水过滤器应遵循设备说明书进行定期清洗。

（3）每日诊疗结束，水路应冲洗至少3min。非连续消毒的水路宜将管路中的余水排空。使用独立储水罐供水的口腔综合治疗台，应取下独立储水罐，清洗、消毒、干燥后存放。

65. 口腔综合治疗台水路的清洗消毒方式包括哪些？

答：（1）口腔综合治疗台自带水路消毒装置，应按设备使用说明书的要求进行清洗消毒。

（2）利用口腔综合治疗台自带的独立储水罐消毒，应每日进行清洗消毒。

（3）利用外来化学因子的外置水路消毒装置消毒，应按设备使用说明书的要求进行清洗消毒。

（4）利用自产化学因子的外置水路消毒装置消毒，其使用方法应按合格的卫生安全评价报告中说明书的要求执行，用于水路消毒的新消毒器械，应按卫生许可批件的要求执行，如使用次氯酸消毒剂生成器或二氧化氯消毒剂发生器。

（5）利用纯化水处理设备消毒时，可按水处理设备厂家提供的方法，定期对水处理设备和水路进行清洗消毒。

66. 消毒供应中心的功能布局基本原则是什么？

答：消毒供应中心为医院内承担各科室所有重复使用诊疗器械、器具和物品清洗、消毒、灭菌以及无菌物品供应的部门。建筑布局应分为辅助区域和工作区域。工作区域包括去污区、检查包装及灭菌区、无菌物品存放区。

67. 消毒供应中心工作区域划分基本原则是什么?

答:(1)物品由污到洁,不交叉,不逆流。

(2)空气流向由洁到污,采用机械通风的,去污区保持相对负压,检查包装及灭菌区保持相对正压。

68. 消毒供应中心工作区域要求是什么?

答:(1)去污区、检查包装及灭菌区和无菌物品存放区之间应设物理屏障。

(2)去污区与检查包装及灭菌区之间应设物品传递窗;并分别设人员出入缓冲间(带)。

(3)缓冲间(带)应设洗手设施,采用非手触式水龙头开关。无菌物品存放区内不应设洗手池。

(4)检查包装及灭菌区设专用洁具间的应采用封闭式设计。

(5)工作区域的天花板、墙壁应无裂隙,不落尘,便于清洗和消毒;地面与墙面踢脚及所有阴角均应为弧形设计;电源插座应采用防水安全型;地面应防滑、易清洗、耐腐蚀;地漏应采用防反溢式;污水应集中转移至医院污水处理系统。

69. 诊疗器械、器具和物品处理的基本要求是什么?

答:(1)通常情况下应遵循先清洗后消毒的处理程序。被朊病毒、气性坏疽及突发原因不明的传染病病原体污染的诊疗器械、器具和物品应按规定进行处理。

(2)耐热、耐湿的器械、器具和物品,应首选热力消毒或灭菌方法。

(3)器械、器具、物品及耗材使用应遵循生产厂家的使用说明或指导手册。

70. 医院对植入物与外来医疗器械的处置及管理要求是什么?

答:(1)使用前应由本院医院消毒供应中心(CSSD)依据规定清洗、

消毒、灭菌与监测;使用后应经CSSD清洗消毒方可交还。

(2)器械供应商应要求其做到:①提供植入物与外来医疗器械的说明书(内容应包括清洗、消毒、包装、灭菌方法与参数);②应保证足够的处置时间,择期手术应于术前日15时前将器械送达CSSD,急诊手术应及时送达。

71. 诊疗器械、器具和物品处理的操作流程是什么?

答:CSSD的处理流程包括回收、分类、清洗、消毒、干燥、器械检查与保养、包装、灭菌、储存、无菌物品发放。

72. 使用中的消毒剂需要监测的内容包括什么?

答:应根据消毒剂的种类特点,定期监测消毒剂的浓度、消毒时间和消毒时的温度并记录,结果应符合该消毒剂的规定。

73. 消毒后物品进行消毒效果监测的原则是什么?

答:消毒后直接使用物品应每季度进行监测,监测方法及监测结果应符合要求。每次应检测3~5件有代表性的物品。

74. 压力蒸汽灭菌效果的物理监测法的监测内容包括什么?

答:包括日常监测和定期监测。

日常监测即每次灭菌应连续监测并记录灭菌时的温度、压力和时间等灭菌参数。灭菌温度波动范围在±3℃内,时间满足最低灭菌时间的要求,同时应记录所有临界点的时间、温度与压力值,结果应符合灭菌的要求。

定期监测即每年用温度压力检测仪监测温度、压力和时间等参数,检测仪探头放置于最难灭菌部位进行检测。

75. 压力蒸汽灭菌效果的化学监测法的监测内容包括什么?

答: 包括包外、包内化学指示物监测。

灭菌包包外有化学指示物,高度危险性物品包内应放置包内化学指示物,置于最难灭菌的部位。如果透过包装材料可直接观察包内化学指示物的颜色变化,则不必放置包外化学指示物。根据化学指示物颜色或形态的变化,判定是否达到灭菌合格要求。

采用快速程序灭菌时,也应进行化学监测。直接将包内化学指示物置于待灭菌物品旁边进行化学监测。

76. 压力蒸汽灭菌效果的生物监测方法的监测内容包括什么?

答: (1)应至少每周监测一次,按要求监测。

(2)紧急情况下,需对植入物进行灭菌时,使用含第5类化学指示物的生物灭菌过程验证装置(PCD)进行监测,化学指示物合格可提前放行,生物监测的结果应及时通报使用部门。

(3)采用新的包装材料和方法进行灭菌时应进行生物监测。

(4)小型压力蒸汽灭菌器因一般无标准生物监测包,应选择灭菌器常用的、有代表性的灭菌物品制作生物测试包或生物PCD,置于灭菌器最难灭菌的部位,且灭菌器应处于满载状态。生物测试包或生物PCD应侧放,如体积较大时可平放。

(5)采用快速程序灭菌时,应直接将生物指示物置于空载的灭菌器内,经一个灭菌周期后取出,规定条件下培养,观察结果。

(6)生物监测不合格时,应召回上次生物监测合格以来所有尚未使用的灭菌物品,重新处理。

77. 干热灭菌效果的物理监测法的监测内容包括什么?

答: 干热灭菌的每灭菌批次均需进行物理监测,监测内容包括灭菌温度与持续时间,温度在设定时间内均达到预置温度,则物理监测合格。

78. 干热灭菌效果的化学监测法的监测内容包括什么？

答：干热灭菌每一灭菌包外均需使用包外化学指示物，包内应使用包内化学指示物，并置于最难灭菌的部位。对于未打包的物品，应使用一个或者多个包内化学指示物，放在待灭菌物品附近进行监测。经过一个灭菌周期后取出，根据其颜色或形态的变化，判断是否达到灭菌合格要求。

79. 低温灭菌器使用过程中的监测原则是什么？

答：低温灭菌器新安装、移位、大修、灭菌失败、包装材料或被灭菌物品改变，应对灭菌效果进行重新评价，包括采用物理监测法、化学监测法和生物监测法进行监测（重复三次），监测合格后，灭菌器方可使用。

80. 环氧乙烷灭菌的物理监测法的监测内容包括什么？

答：使用环氧乙烷灭菌每次均需监测并记录灭菌时的温度、压力、时间和相对湿度等灭菌参数。灭菌参数应符合灭菌器的使用说明或操作手册的要求。

81. 环氧乙烷灭菌的化学监测法的监测内容包括什么？

答：使用环氧乙烷灭菌的每个灭菌物品包外均需使用包外化学指示物，作为灭菌过程的标志；每包内最难灭菌位置放置包内化学指示物，通过观察其颜色或形态的变化，判定是否达到灭菌合格要求。

82. 过氧化氢低温等离子灭菌的物理监测法的监测内容包括什么？

答：使用过氧化氢低温等离子灭菌时，每次灭菌均需连续监测并记录每个灭菌周期的参数，如舱内压、温度、等离子体电源输出功率和灭菌时间等灭菌参数，灭菌参数应符合灭菌器的使用说明或操作手册的要求。

83. 过氧化氢低温等离子灭菌的化学监测法的监测内容包括什么?

答: 每个灭菌物品包外应使用包外化学指示物,作为灭菌过程的标志;每包内最难灭菌位置应放置包内化学指示物,通过观察其颜色或形态的变化,判定是否达到灭菌合格要求。

84. 低温蒸汽甲醛灭菌的物理监测法的监测内容包括什么?

答: 每灭菌批次应进行物理监测。详细记录灭菌过程的参数,包括灭菌温度、相对湿度、压力与时间。灭菌参数应符合灭菌器的使用说明或操作手册的要求。

85. 低温蒸汽甲醛灭菌的化学监测法的监测内容包括什么?

答: 每个灭菌物品包外应使用包外化学指示物,作为灭菌过程的标志;每包内最难灭菌位置应放置包内化学指示物,通过观察其颜色或形态的变化,判定是否达到灭菌合格要求。

86. 灭菌质量控制过程及可追溯工作要求是什么?

答: (1)建立清洗、消毒、灭菌操作的过程记录,内容包括:①留存清洗消毒器和灭菌器运行参数打印资料或记录;②记录灭菌器每次运行情况,包括灭菌日期、灭菌器编号、批次号、装载的主要物品、灭菌程序号、主要运行参数、操作员签名或代号,及灭菌质量的监测结果等,并存档。

(2)对清洗、消毒、灭菌质量的日常监测和定期监测进行记录。

(3)记录应具有可追溯性,清洗、消毒监测资料和记录的保存期应≥6个月,灭菌质量监测资料和记录的保留期应≥3年。

87. 灭菌后物品的包装、使用原则是什么?

答: (1)灭菌包外应有标识,内容包括物品名称、检查打包者姓名或代号、灭菌器编号、批次号、灭菌日期和失效日期;或含有上述内容的信息标识。

(2)使用者应检查并确认包内化学指示物是否合格,器械是否干燥、洁净等,合格方可使用。同时将手术器械包的包外标识留存或记录于手术护理记录单上。

(3)如需建立信息追溯档案,手术器械包的标识使用后应随器械回到CSSD进行追溯记录。

第十篇　临床微生物学检验标本的采集和转运

第十篇 临床微生物学检验标本的采集和转运

1. 微生物学标本的定义是什么?

答:微生物学标本指临床病毒学、细菌学和真菌学检验(包括涂片镜检、培养、抗原、抗体和分子技术等)所用的标本。

2. 微生物标本的采集时间原则是什么?

答:在抗微生物药物治疗之前或者在起始治疗后立即采集标本,治疗中为评估治疗效果或治疗后为评估结局可以进行采样。应当尽快在疾病初发时采集首份标本。

3. 微生物标本的选择类型原则是什么?

答:选择标本类型须考虑感染症状、患者免疫状态、患者疾病严重程度及接受有创检查的风险、流行病学、可疑病原体的特性和播散能力和受累的器官及感染部位等多方面因素。

4. 适合作为普通细菌培养的标本包括什么?

答:下呼吸道:痰、BALF(支气管肺泡灌洗液)、保护性毛刷、气管内抽吸物;

泌尿道:中段尿液、直接导尿液、耻骨上膀胱穿刺尿液、膀胱镜检或其他手术过程中采集的尿液、婴幼儿的尿液;

浅表伤口:脓抽吸物、真皮下的脓拭子;

深部伤口:脓液、坏死组织、从深部取的组织;

胃肠道:新鲜粪便、内窥镜检时采集的排泄物、直肠拭子(特定情况下);

静脉血:抗微生物药物使用前从不同静脉穿刺点采集2~4套血标本;

溃疡或褥疮:组织、抽吸物。

5. 适合作为厌氧菌培养的标本类型包括什么?

答:抽取物(用注射器)、支气管镜保护性毛刷;

鼻窦(抽取);

尿液(耻骨上穿刺膀胱尿液);

阴道后穹隆穿刺液、输卵管液或组织(抽吸/活检标本)、胎盘组织(通过剖宫产手术)、宫内节育器(针对放线菌属)、前庭大腺分泌物;

培养艰难梭菌的粪便标本;

血液、骨髓、外科(术中抽取物或组织);

眼部标本[泪道、结膜等结石,房水、前房液(穿刺)、玻璃体洗液(术中采集)]。

6. 微生物标本转运的原则是什么?

答:(1)标本采集手册应当明确说明某些检验项目的特殊转运方法,以保证医护人员、标本运送人员在标本采集之前能获得有关标本采集和转运的准确信息。

(2)标本的转运应由经过培训的专人负责。使用气动传输方式运送标本时,提前确认剧烈振荡、温度等因素不对检验结果产生影响。

(3)标本采集后,应减少运送环节,在规定时间内送达实验室,并尽可能缩短转运时间。

7. 微生物标本转运的时限及条件是什么?

答:用于普通细菌学检验的标本,宜在2h内送到实验室。如果转运时间超过2h,宜使用转运培养基或在冷藏条件下转运;一般而言,用于细菌培养的标本室温下保存不能超过24h;血培养标本不可以冷藏转运;仅用于分子诊断的标本,宜冷藏或冷冻保存(-70℃以下最佳,避免反复冻融)。

8. 血培养标本最适宜的采血时间是什么?

答:寒战或发热初起时采集,抗菌药物应用之前采集最佳。

9. 血培养标本宜采集的套数是多少?

答:成人每次应采集2~3套,每套从不同穿刺点进行采集,2~5 d内无须重复采集;如怀疑感染性心内膜炎,应重复采集多套;儿童通常仅采集需氧瓶。

10. 有哪些高危因素时应考虑厌氧菌血培养?

答:答:有血培养适应证时,强烈建议常规进行厌氧菌血培养。不常规进行厌氧菌血培养时,如果有厌氧菌菌血症高风险因素,则加做厌氧菌血培养。高风险因素包括:有明确的厌氧菌菌血症病史;有明确的厌氧菌感染灶、癌症、免疫受损[与器官移植相关的免疫抑制、糖皮质激素、细胞毒性药物或其他类型的免疫抑制因素(如脾切除术、糖尿病)]、疑似菌血症但感染灶不明、近期胃肠道外科手术、妇科疾病、褥疮。不常规进行厌氧菌血培养时,如果有厌氧菌感染高风险因素,则考虑加做厌氧菌血培养。高风险因素包括:口腔卫生不良、异味分泌物、化脓、脓肿形成、血栓性静脉炎、相关黏膜表面附近的组织破坏、与恶性疾病相关的感染过程(需氧培养无生长)、受累组织中有游离气体(以气性坏疽为特征)和组织病理学中的"硫磺颗粒"(放线菌的特征)等。

新生儿(出生到满28 d)脐带血培养和静脉血培养:对疑似或确诊早期新生儿脓毒症的患者,建议进行脐带血血培养。下列情况,建议进行厌氧菌血培养:临床患有或疑似新生儿坏死性小肠结肠炎,肛周和骶周蜂窝组织炎,腹部或盆腔感染,坏死性软组织感染;慢性口腔炎,其他部位蜂窝组织炎,不明原因长期发热并且需氧血培养为阴性者;既往肠穿孔、腹腔手术者;中枢神经系统感染者。新生儿母亲分娩时胎膜早破、绒毛膜羊膜炎、产褥期患腹膜炎,更应该进行血培养。

11. 考虑肺炎链球菌菌血症时,宜在做血培养的同时做哪种标本培养?

答:考虑肺炎链球菌菌血症时,宜在做血培养的同时做脑脊液培养。

12. 血培养标本的采血量要求是什么?

答:成人每瓶采血量为8~10mL,或按照说明书采集;婴幼儿及儿童采血量不应超过患者总血量的1%,具体采血量参考说明书。

13. 血培养标本采血后的注血顺序是什么?

答:若采血量充足,注射器采集的血液先注入厌氧瓶,后注入需氧瓶;蝶形针采集的血液反之,若采血量不足,优先注入需氧瓶。

14. 血培养标本采血操作要求是什么?

答:应采集静脉血,仅在评估导管相关性血流感染时采集导管血。宜单独采血,与其他检测项目同时采血,应先接种血培养瓶,以避免污染。

15. 血培养标本采血的消毒及准备工作要求是什么?

答:采集前做好手卫生,静脉穿刺点选定后,去除血培养瓶的塑料瓶帽,切勿打开金属封口环和胶塞,使用75%乙醇或70%异丙醇消毒,自然干燥60s。注意采血前检查培养瓶是否完好无损、是否过期。

16. 血培养标本穿刺点皮肤消毒步骤(三步法)是什么?

答:(1)75%乙醇擦拭静脉穿刺部位,待干30s以上。

（2）1%～2%碘酊作用30s或1%碘酊作用60s，从穿刺点向外划圈消毒，消毒区域直径达3cm以上。

（3）75%乙醇擦拭碘酊或碘伏消毒过的区域进行脱碘。对碘过敏的患者在第一步基础上再用乙醇消毒60s，待乙醇挥发后采血。

17. 血培养标本穿刺点皮肤消毒步骤（一步法）是什么？

答：0.5%葡萄糖酸洗必泰作用30s（不适用于2个月以内的新生儿），或70%异丙醇消毒后自然干燥（适用于两个月以内的新生儿）。

18. 血培养标本接种操作要点是什么？

答：用注射器无菌穿刺取血后，勿换针头（如行第二次穿刺，换针头），直接注入血培养瓶，不应将抗凝血注入血培养瓶。血液接种到培养瓶后，轻轻颠倒混匀以防血液凝固。

19. 血培养标本运送注意事项是什么？

答：血培养瓶应在2h内送至实验室孵育或上机；如不能及时送检，应将血培养瓶置于室温下，切勿冷藏或冷冻。应采用密封的塑料袋和硬质防漏的容器运送标本；若运送到参考实验室，应使用符合生物安全规定的包装。

20. 脑脊液标本采集方法有哪些？

答：（1）患者去枕侧卧位，背部与检查台垂直呈90°，低头屈颈，使膝部尽量贴近腹部，脊柱前屈，使椎间隙张开便于进针。

（2）确定穿刺点，选择腰3～腰4椎间隙，穿刺点相当于双髂后上嵴最高点连线与脊柱中线相交处。

（3）严格无菌操作，佩戴无菌手套，使用皮肤消毒剂对腰椎穿刺点及其周围15cm区域的皮肤消毒，待消毒剂干燥后（约1min）再用75%乙醇擦拭两遍。

(4)覆盖无菌孔巾,待消毒剂彻底挥发后,用1%~2%利多卡因在穿刺点行皮内、皮下浸润麻醉,然后垂直缓慢进针椎间棘突间隙,边回吸边注药,回吸注意无回血,充分麻醉后拔针。

(5)左手固定麻醉点,右手进针,对准脊椎间隙刺入皮下,针尖斜向与脊柱平行,穿刺针穿过皮肤、皮下组织、棘上韧带、棘间韧带、黄韧带、硬脊膜,有落空感进入蛛网膜下隙,采集脑脊液分别放入3个无菌螺帽管中,做好标本标记。

(6)最小标本量要求:细菌≥1mL,真菌≥2mL,分枝杆菌≥5mL,病毒≥2mL。

(7)腰椎穿刺采集的第一管脑脊液用于生化学检验,第二管用于微生物学检验,第三管可以用于细胞学、分子核酸检验等。分别放入3个无菌螺帽管中,做好标本标记和标清顺序。

21. 腹水标本采集步骤是什么?

答:(1)依患者状况和腹水量,酌情取平卧、侧卧或半卧坐位。

(2)确定皮肤穿刺部位或切口的位置。

(3)常规消毒穿刺点及其周围15cm区域的皮肤,解开穿刺包,佩戴无菌手套,覆盖消毒孔巾。

(4)行局部逐层麻醉后,在麻醉部位垂直刺入,放液或抽液后拔针并敷以无菌纱布。

(5)采集10mL或更多液体,置于无菌容器中,室温下立即送检。

22. 腹膜透析液标本采集步骤是什么?

答:(1)收集50mL腹膜透析液,置于无菌容器中,室温下立即送检。

(2)同时床旁接种5~10mL腹透液,分别接种于需氧和厌氧血培养瓶,室温下立即送检。

(3)若不能立即送检,血培养瓶可置于37℃条件下孵育。

23. 胸水标本采集步骤是什么？

答：(1)患者反向坐在座椅上,两臂置椅背,前额伏手臂上。不能起床者,可取半卧位,患侧前臂置于枕部。

(2)用超声或叩诊方法定位穿刺点,常规消毒穿刺点及其周围15cm区域的皮肤,解开穿刺包,戴无菌手套,覆盖消毒孔巾。

(3)2%利多卡因麻醉穿刺部位。

(4)沿肋骨上缘缓慢垂直刺入进针,当针刚进入皮肤,抽空穿刺针后乳胶管内空气,然后用止血钳夹闭。当针穿过壁层胸膜时,胸水即被吸入穿刺针后的乳胶管,连接50mL注射器,放开止血钳即可抽液。

(5)抽液完毕,拔除穿刺针并敷以无菌纱布。

(6)采集10mL或更多液体,置于无菌容器中,室温下立即送检。

24. 外科手术采集组织标本步骤是什么？

答：(1)谨慎处理组织标本,因其很重要、很难获取。

(2)采集足够量的组织标本,微生物学检验所需的标本量≥1cm^{3}为宜。

(3)选择合适的采样方法以区别污染和真正的感染。例如:骨科人工关节修复手术,在同一个手术部位不同的区域采集5块分开的组织,分别放置于5个容器并分别做5份培养。若来自同一个手术部位的3块或更多的组织生长相同的菌,那么该菌可能是关节的病原菌而非污染菌。

(4)选择无菌保湿容器运输组织,小块组织宜用2mL无菌水或生理盐水保湿;特别小块的组织标本宜放在一个方形润湿的无菌纱布里送检。

(5)组织厌氧菌培养,宜采用厌氧转运管或厌氧转运瓶运送;大块组织标本可直接用于厌氧培养。

25. 经支气管镜肺活检的组织标本采集步骤是什么？

答：(1)患者平卧位,局部麻醉。

(2)经鼻导入支气管镜到达病变所在的肺段或亚段后,将活检钳插入所选择的亚段支气管内,穿过支气管壁至病变区。

(3)打开活检钳推进少许,在患者呼气末关闭活检钳获得标本,缓缓退出。

(4)将取出的组织放入2mL无菌盐水的无菌容器中,立即送到实验室。

26. CT引导下经皮穿刺肺活检组织标本采集步骤是什么？

答：(1)根据CT显示病变的部位,选择相对舒适的体位。

(2)确定穿刺点、进针方向、角度及深度,根据病灶位置选定穿刺针的型号和长度。

(3)穿刺点常规消毒,待消毒剂彻底挥发后,行局部麻醉至胸膜,保留针头再次局部扫描确认进针深度和角度。

(4)在患者屏气时快速进针至病灶后再次对病灶扫描,当穿刺针尖达到预定位置后切割取材。

(5)切割获得的(1.0~2.0)cm×0.1cm大小的组织标本,放入2mL生理盐水无菌容器内送微生物实验室。放入10%甲醛固定液内送至病理科,甲醛处理后的标本不能进行微生物学检查。

27. 心律植入装置感染标本(囊袋组织、赘生物、起搏器)采集步骤是什么？

答：(1)行起搏器拔除术,切开囊袋部位,采用无菌操作采集培养标本。取样前不要应用抗微生物药物对囊袋内进行清创消毒。

(2)囊袋组织:打开囊袋后,用新更换的无菌工具取囊袋内组织块约2cm²,放入带螺帽无菌容器中,加入适量生理盐水,浸没囊袋组织,旋紧螺帽立即送检。

(3)心律植入装置:起搏器、导线等心律植入装置也可以作为标本送培养。将术中拔除的起搏器和导线立即放入螺帽无菌容器中,送至实验室检验。

(4)赘生物:对于导线上附着的赘生物可将其连带导线一起剪下,放入带螺帽无菌容器中,加入可浸没标本的生理盐水,旋紧螺帽立即送检。

(5)对于导线这类细长标本,从患者体内拔出后尽快放入无菌容器中,全过程避免导线不慎触到手术台、患者皮肤等部位。

28. 关节液标本采集步骤是什么?

答:(1)术前穿刺:患者仰卧于手术台上,下肢半屈曲位。穿刺部位按常规方法进行皮肤消毒,待消毒剂彻底挥发后,用局部麻醉药作局部麻醉。用注射器,一般于髌骨外上方,由股四头肌腱外侧向内下刺入关节囊;或于髌骨下方,由髌韧带旁向后穿刺达关节囊。术后用消毒纱布覆盖穿刺部位,再用胶布固定。

(2)术中穿刺:同翻修手术同时进行,患者全麻后,消毒铺巾切开皮肤、皮下脂肪组织达关节囊,用注射器穿刺抽取关节液。

29. 假体标本采集步骤是什么?

答:术中穿刺抽取关节液后,取出假体,放置于塑料无菌容器中。

30. 假体周围组织标本采集步骤是什么?

答:术中取假体后,更换手术刀采集4~5块组织,分别置于不同的无菌小瓶中,并标明每块组织的部位或编号。

31. 关节假体周围感染标本(关节假体、关节液及假体周围组织)

采集注意事项是什么?

答:(1)引起假体关节周围感染的病原菌可形成生物膜,建议临床在翻修术中同时送检假体、假体周围组织和关节液。

(2)术前普通关节液穿刺培养宜在停用抗微生物药物2周后采集,以提高培养阳性率。

32. 直接导尿管尿液标本采集步骤是什么?

答:(1)用肥皂水或清水清洗尿道口。

(2)无菌操作将导管通过尿道插入膀胱。

(3)弃去先流出的15mL尿液之后,采集尿液到无菌螺帽容器或硼酸转运管。

33. 留置导尿管尿液标本采集步骤是什么?

答:(1)夹住导尿管10~20min后,用75%乙醇消毒导管采集部位。

(2)用注射器无菌采集5~10mL尿液。

(3)将尿液转入带螺帽无菌容器或硼酸转运管。

34. 中段尿液标本采集步骤是什么?

答:(1)用肥皂水或清水清洗外阴后,分开阴唇(女性),缩回包皮(男性),开始排尿。

(2)排出几毫升后,不停止尿流,采集中段尿液。

35. 用于分子诊断的清晨首次尿液标本采集步骤是什么?

答:(1)留取少于30mL的清晨首次尿液。

(2)尿液采集到无菌容器或核酸扩增试验厂商提供的专用转运培养基内送检。

36. 耻骨上膀胱穿刺尿液标本采集步骤是什么?

答:(1)使用皮肤消毒剂消毒脐部至耻骨区域。

(2)待消毒剂彻底挥发后,麻醉穿刺部位(耻骨上2cm或2横指)。

(3)从膀胱吸取约20mL尿液。

(4)无菌操作将尿液转入无菌容器内送检。

37. 婴幼儿尿液标本的采集步骤是什么?

答:(1)采样人员用肥皂水或清水洗手。

(2)分开儿童双腿。

(3)用肥皂和水清洗耻骨和会阴区,使之干燥,无粉末、油和护肤品等污染物。

(4)采用儿科尿液收集袋,移去胶条表面的隔离纸。

(5)对于女性儿童,拉紧会阴部皮肤,将胶条紧压于外生殖器四周的皮肤上,固定收集袋于直肠与阴道之间的位置,避免来自肛门区域的污染;对于男性儿童,将收集袋套于阴茎上,将胶条压紧于会阴部皮肤上。

(6)确保胶条牢固地粘于皮肤,胶条的粘贴无皱补褶。

(7)定时查看收集袋中的尿液(如每隔15min)。

(8)将收集袋中的尿液倒入无菌容器,室温下立即送检。

38. 尿液标本采集注意事项是什么?

答:(1)申请单上注明标本采集自留置导尿管、直接导尿管、穿刺尿液等。若为穿刺尿液须注明是否进行厌氧培养。

(2)申请单上注明患者是否有症状,是否使用了抗微生物药物,如使用,注明药物名称。

(3)通常情况下,带有留置管的患者48~72h就会有定植菌,且常为多种细菌。

(4)中段尿液标本不能进行厌氧菌培养。

(5)耻骨上穿刺尿液可避免尿液标本被尿道或会阴部细菌污染。

39. 支气管镜标本(支气管毛刷、BALF)采集步骤是什么?

答:(1)用2%利多卡因进行局部麻醉。

(2)患者去枕仰卧位,操作者站于患者头侧。

(3)用局部麻醉药润滑患者两个鼻孔及支气管镜,经鼻或经口(气管插管或切开患者经人工气道)导入支气管镜。根据影像学或支气管镜下表现,选取病变段严重区域进行灌洗或采样。

(4)BALF:将支气管镜顶端紧密嵌顿在目标支气管段或亚段开口,末端连接无菌样本采集杯和负压吸引器。经操作孔道分5次快速注入总量为60~100mL的37℃或室温灭菌生理盐水,每次灌入20~50mL生理盐水后,以合适的负压(推荐小于−13.33kPa的负压)吸引回收灌洗液。可直接使用标本采集器送检,也可在无菌操作下吸取10~20mL BALF到带螺帽无菌容器中,立即送检。

(5)支气管毛刷:将检查用毛刷插入支气管镜,推进毛刷直至推出护套,刷取标本后将刷子抽回护套,取出整个毛刷,用无菌剪刀将刷子头剪下,放入1mL生理盐水或乳酸钠林格溶液中,立即送实验室。

(6)支气管吸引物:通过支气管镜直接抽吸呼吸道较大管道内的分泌物。

(7)操作结束后,迅速将支气管镜从气道内收回。

40. 支气管镜标本(支气管毛刷、BALF)采集注意事项是什么?

答:(1)支气管镜取材的标本会受到上呼吸道菌群的污染,宜进行质量评估。

(2)支气管毛刷标本大概含有0.001mL到0.01mL的分泌物,为避免分泌物干燥引起细菌死亡,毛刷迅速置于1mL的无菌盐水中。

(3)BALF标本必须定量培养,定量结果与临床的相关性优于痰标本。

（4）麻醉剂可抑制细菌生长，也会影响标本的质量。

41. 咳痰标本的采集步骤是什么？

答：（1）向患者说明痰和唾液的区别。

（2）佩戴假牙的患者摘掉假牙。

（3）请患者用清水漱口。

（4）指导患者用力咳出深部痰，勿将唾液和鼻后分泌物当作痰送检。

（5）立即盖好盖子并拧紧，立即送检。

（6）最好选择晨起漱口后，咳出的深部痰送检。

42. 诱导痰标本的采集步骤是什么？

答：（1）当咳嗽无痰或少痰时，可采集诱导痰。

（2）患者先刷牙（口腔黏膜、舌头和牙龈），勿用牙膏。

（3）再用无菌水或生理盐水漱口。

（4）用超声雾化器，患者吸入3%NaCl3～5mL（有气道高反应者慎用高渗NaCl诱导）。

（5）用无菌螺帽宽口容器收集诱导痰标本。

43. 气管吸引物标本的采集方法有哪些？

答：通过气管内导管收集标本。

44. 采集痰标本的注意事项是什么？

答：（1）真菌和分枝杆菌诊断宜连续采集多份痰标本。

（2）痰标本不能进行厌氧培养。

（3）痰涂片革兰氏染色镜检对痰培养结果具有参考价值。

45. 鼻咽拭子标本的采集步骤是什么？

答：（1）请患者头部保持不动，去除鼻前孔中表面的分泌物。

（2）通过鼻腔轻轻地、缓缓地插入拭子至鼻咽部。

（3）当遇到阻力后即到达后鼻咽，停留数秒吸取分泌物。

（4）轻轻旋转取出拭子，置于转运培养基中。

（5）用于病毒学检验的拭子，将拭子头浸入病毒运送液，尾部弃去，旋紧管盖。

（6）用于细菌学检验的拭子，插回采样装置或适宜的转运装置中。

46. 鼻咽拭子标本采集的注意事项是什么？

答：（1）不推荐鼻咽拭子做普通细菌培养，特殊细菌除外，如百日咳鲍特菌、脑膜炎奈瑟菌。

（2）若怀疑百日咳鲍特菌感染，需提前通知实验室，准备特殊的转运培养基（Regan-Lowe）。条件允许时可提供接种培养基，直接床旁接种后转运至实验室。

（3）鼻咽拭子不能用于检验鼻窦炎的病原菌。

47. 口咽拭子标本的采集步骤是什么？

答：（1）请患者坐下，头后倾，张大嘴，去除鼻前孔中表面的分泌物。

（2）采样者用压舌板固定舌头，用涤纶或藻酸钙拭子越过舌根到咽后壁及扁桃体隐窝、侧壁等处。

（3）反复擦拭3~5次，收集黏膜细胞。

（4）轻轻取出拭子，避免触及舌头、悬垂体、口腔黏膜和唾液。

（5）拭子插回采样装置中或适宜的转运装置中。

48. 口咽拭子标本采集的注意事项是什么？

答：（1）对化脓性咽炎，口咽拭子细菌培养主要用于筛查A群β-溶血链球菌和溶血隐秘杆菌。

（2）当检验口咽拭子中的淋病奈瑟菌时，临床需提前告知实验室。

（3）对于儿科患者，宜常规报告流感嗜血杆菌。

(4)一般情况下,不单独选用咽拭子标本诊断上呼吸道感染,宜与鼻咽拭子或鼻咽吸取物联合检验以提高呼吸道感染的病原检出率。

49. 粪便标本的采集方法有哪些?

答:(1)将粪便排入干燥清洁的便盆,避免使用坐式马桶或蹲式便盆。粪便标本中不宜混入尿液及其他异物,采集过程尽量无菌。

(2)用无菌竹签挑取标本中异常部分(有黏液、脓液和血液的部分)2～5mL粪便悬液或2～5g粪便标本置于无菌螺帽容器中,立即送检。

50. 直肠拭子和肛拭子标本的采集方法有哪些?

答:(1)无菌棉拭子用生理盐水湿润,轻轻地插入肛门括约肌上方(6～7cm),旋转,取出,置于运输培养基中,拭子上可见粪便。

(2)对于淋病奈瑟菌培养,采集肛环内的肛窦部位,尽量避免粪便污染。

(3)立即将淋病奈瑟菌培养拭子置于运输培养基中,或在患者床边接种。

51. 子宫颈内或宫颈标本的采集方法有哪些?

答:(1)用温盐水湿润阴道窥器。

(2)使用阴道窥器轻轻按压子宫,打开窥器,使用藻酸钙、涤纶或没有毒性的棉拭子采集分泌物。或打开窥器,将拭子插入宫颈管1～2cm,转2～3圈采集分泌物,必要时停留20～30s并转动取样。

(3)怀疑淋病奈瑟菌时,可以同时采集直肠拭子与子宫颈标本。

52. 男性泌尿生殖道标本的采集方法有哪些?

答:(1)从尿道挤压分泌物,一根拭子采集分泌物用于培养,保存于转运培养基中送检。另一根拭子采集分泌物用于涂片,将拭子在玻片表面滚动2～3cm。

（2）若无分泌物，可将泌尿生殖道拭子插入尿道约2cm，轻轻旋转取出。将标本尽快接种于特殊培养基中，并置于35℃CO_2环境中培养。接种后的拭子制备涂片用于染色，最好采集两个拭子分别用于涂片和培养。

（3）尿道分泌物革兰氏染色查到白细胞内革兰氏阴性双球菌，可作为男性淋病患者的诊断依据。

53. 眼科标本的采集方法有哪些？

答：（1）结膜囊分泌物：将植绒拭子用病原体保存液或无菌生理盐水预湿，由内眦部开始从内到外旋转轻拭下方结膜囊和下睑结膜表面（注意内眦部），采集后立即接种培养基或立即转运；接种后制备涂片，将拭子在载玻片上自内而外滚动涂成直径为1～1.5cm的近似圆形。

（2）角膜及结膜刮片：由眼科专业人员采集，角膜刮片推荐用15号手术刀片刮取溃疡基底部、溃疡边缘或损伤部位，将刮取物直接接种于培养基；睑结膜刮片宜翻转上睑暴露睑结膜，固定后，垂直刮擦组织。将刮取物直接涂抹于载玻片上，尽量均匀涂开。

（3）房水及玻璃体液：由眼科专业人员采集，将无菌注射器中的标本直接接种于培养基或液体增菌培养基，常规进行苛养菌、真菌及厌氧菌培养，同时直接制片或甩片制片。

54. 眼科标本采集注意事项是什么？

答：（1）角/结膜刮取物、前房及玻璃体抽吸液量很少，宜在诊室或患者床边采集标本后直接接种培养皿和制备涂片。

（2）结膜感染时，即使只有一只眼睛感染，也宜对两眼的结膜取样，有助于正常定植菌与致病菌的判断。

（3）结膜刮片采样可在使用不含防腐剂的表面麻醉剂后进行，用于细菌、真菌、沙眼衣原体、病毒和阿米巴等培养；分泌物采集不建议使用麻醉药。

55. 耳标本的采集方法有哪些？

答：(1)取中耳标本时,若鼓膜完整,先用肥皂水清洁耳道,再行鼓膜穿刺术用注射器抽出中耳内液体。

(2)取中耳标本时,若鼓膜穿孔,通过耳镜用软杆的采样拭子收集液体(仅限于需氧培养)。

(3)外耳道:用湿拭子将耳道的碎屑或硬皮除去,用一新拭子在外耳道用力旋转拭子取样。

56. 耳标本采集注意事项是什么？

答：(1)对复杂的、反复的或慢性顽固性中耳炎宜做鼓膜穿刺术。

(2)中耳渗出液直接涂片革兰氏染色对临床很有帮助。

57. 皮肤、结缔组织及伤口标本采集方法有哪些？

答：(1)闭合性脓肿:消毒皮肤后,用注射器抽取脓肿物,无菌转移所有抽吸物至厌氧和需氧转运装置中。

(2)开放性脓肿:用无菌生理盐水或75%乙醇擦拭去除表面分泌物,尽可能采集抽吸物,或将采样拭子插入至病灶的底部或脓肿壁取新鲜边缘部分。

(3)脓疱或水疱:乙醇消毒挥发后,挑破脓疱,用拭子收集脓液;较大的脓疱消毒后宜直接用注射器抽取。陈旧的脓疱,去除损伤表面,用拭子擦拭损伤基底。

(4)蜂窝织炎液化后宜先注射无菌生理盐水随后抽吸,可以获得足量的标本进行培养。若患者病情迅速进展,或蜂窝织炎没有液化则需要采集组织活检标本。

(5)伤口标本:区分浅表伤口标本、深部伤口标本及外科手术伤口标本。宜从感染进展的前缘采集活检标本。活检标本和抽吸物(脓液、渗出液)优于拭子标本;浅表伤口标本不能进行厌氧培养。

(6)烧伤伤口:清洁并清除烧伤创面,有液体渗出时,用拭子擦拭取样。烧伤的组织宜做定量培养,定量检验结果≥10^5CFU/g则可预示有可能进展为创伤相关脓毒症。

(7)溃疡或褥疮:用无菌生理盐水或75%乙醇擦拭去除表面分泌物,尽可能地采集抽吸物。

第十一篇
医院卫生学标本采集

第十一篇　医院卫生学标本采集

1. *空气微生物污染检测的采样时机是什么？*

答： Ⅰ类环境在洁净系统自净后与从事医疗活动前采样；Ⅱ类、Ⅲ类、Ⅳ类环境在消毒或规定的通风换气后与从事医疗活动前采样。

2. *空气微生物污染检测的采样方法是什么？*

答： Ⅰ类、Ⅱ类、Ⅲ类、Ⅳ类环境均可采用平板暴露法采样。室内面积≤30m²时，设内、中、外对角线3点，内、外点应距离墙壁1m处；室内面积>30m²时，设4角及中央5点，4角的布点位置应距墙壁1m处。将普通营养琼脂平皿放置各采样点，采样高度距地面0.8～1.5m；采样时将平皿盖打开，扣放在平皿旁，暴露规定时间后盖上平皿盖并及时送检。

3. *各类环境采样暴露的规定时间是什么？*

答： Ⅰ类环境暴露30min，Ⅱ类环境暴露15min，Ⅲ类、Ⅳ类环境暴露5min。

4. *物体表面微生物污染检测的采样时机是什么？*

答： 潜在污染区、污染区消毒后采样。清洁区根据现场情况确定。

5. *物体表面微生物污染检测采样面积是什么？*

答： 被采面积<100cm²时，取全部表面；被采面积≥100cm²时，取100cm²。

6. 物体表面微生物污染检测采样方法是什么？

答：用 5cm×5cm 灭菌规格板放在被检物体表面,用浸有无菌 0.03mol/L 磷酸盐缓冲液或生理盐水采样液的棉拭子 1 支,在规格板内横竖往返涂抹 5 次,并随之转动棉拭子,连续采样 1 ~ 4 个规格板面积,剪去手接触部分,将棉拭子放入装有 10mL 采样液的试管中送检。门把手等小型物体则采样棉拭子直接涂抹物体表面采样。若采样物体表面有消毒剂残留时,采样液应含相应中和剂。

7. 医务人员手卫生的微生物标本的采样时机是什么？

答：采取手卫生后,在接触病人或从事医疗活动前采样。

8. 手卫生的微生物标本采样方法是什么？

答：将浸有无菌 0.03mol/L 磷酸盐缓冲液或生理盐水采样液的棉拭子一支在双手指曲面从指根到指端来回涂擦两次,并随之转动采样棉拭子,剪去手接触部分,将棉拭子放入装有 10mL 采样液的试管中送检。若采样时手上有消毒剂残留时,采样液应含相应中和剂。

9. 医务人员鼻前庭微生物标本采样时机是什么？

答：在鼻前庭清洗之后进行采样。使用生理盐水、自来水或肥皂水进行鼻前庭清洗。可使用无菌棉签蘸水,在鼻前庭内旋转擦拭涂抹 3~5 圈,与皮肤充分接触进行清洗;或使用洗鼻器进行清洗。

10. 医务人员鼻前庭的采样方法是什么？

答：被检者头略向后倾,用浸有无菌洗脱液的棉拭子在鼻前庭内充分接触腔壁涂抹 2 次,每侧鼻前庭涂擦面积按 3cm² 计算,涂擦过程中同时转动棉拭子;将棉拭子接触操作者的部分剪去,投入 10mL 含相应中和剂的无菌洗脱液试管内,在采样后 4h 内进行检验。

11. 医疗器材的微生物标本采样时机是什么?

答:在消毒或灭菌处理后,存放有效期内采集。

12. 灭菌医疗器材的微生物标本采样方法是什么?

答:对不能用破坏性方法取样的医疗器材,应在环境洁净度万级下的局部洁净度百级的单向流空气区域内或隔离系统中,用浸有无菌生理盐水采样液的棉拭子在被检物体表面涂抹,采样去全部表面或不少于100cm²;然后将除去手接触部分的棉拭子进行无菌检查。

13. 牙科手机的灭菌检查方法是什么?

答:应在环境洁净度万级下的局部洁净度百级的单向流空气区域内或隔离系统中,将每支手机分别置于含20~25mL采样液的无菌大试管(内镜25mm)中,液面高度大于4cm,于旋涡混合器上洗涤震荡30s以上,取洗脱液进行无菌检查。

14. 口腔科用水微生物标本采集方法是什么?

答:(1)三用枪出水采样:更换为经过灭菌的三用枪喷头或将现有三用枪喷头在酒精灯外焰进行灼烧,释放水30s,打开无菌试管管盖,按压三用枪喷水按钮,接取三用枪出水10mL并加盖试管盖送检。

(2)牙科手机出水采样:不安装牙科手机,将口腔综合治疗台牙科手机连接线金属接头卸下,用酒精棉签消毒水管暴露部分,或采用其他方式分离出其中的水管,踩踏治疗台脚踏开关,释放水30s,打开无菌试管管盖,接取牙科手机出水10mL并加盖试管盖送检。

(3)储水瓶水样采样:按照口腔综合治疗台说明书,释放气压,卸下储水瓶。打开无菌试管管盖,用无菌吸管吸取储水瓶内水样10mL并加入到无菌试管中,盖上管盖送检。

15. 血液透析用水微生物标本采集方法是什么?

答:应在透析装置和供水回路的连接处收集试样,取样点应在供水回路的末端或在混合室的入口处。试样应在收集4h内进行检测,或立即冷藏,并在收集后24h内进行检测。

16. 消毒后内镜微生物标本采样方法是什么?

答:取清洗消毒后内镜,采用无菌注射器抽取50mL含相应中和剂的洗脱液,从活检口注入冲洗内镜管路,并全部收集送检。

17. 使用中消毒液的染菌量监测采样方法是什么?

答:用无菌吸管按无菌操作方法吸取1mL被检消毒液,加入9mL中和剂中混匀。

18. 使用中紫外线灯辐射照度值如何检测?

答:指示卡法。开启紫外线灯5min后,将指示卡置紫外线灯下垂直距离1m处,有图案的一面朝上,照射1min,观察指示卡色块的颜色,将其与标准色块比较。

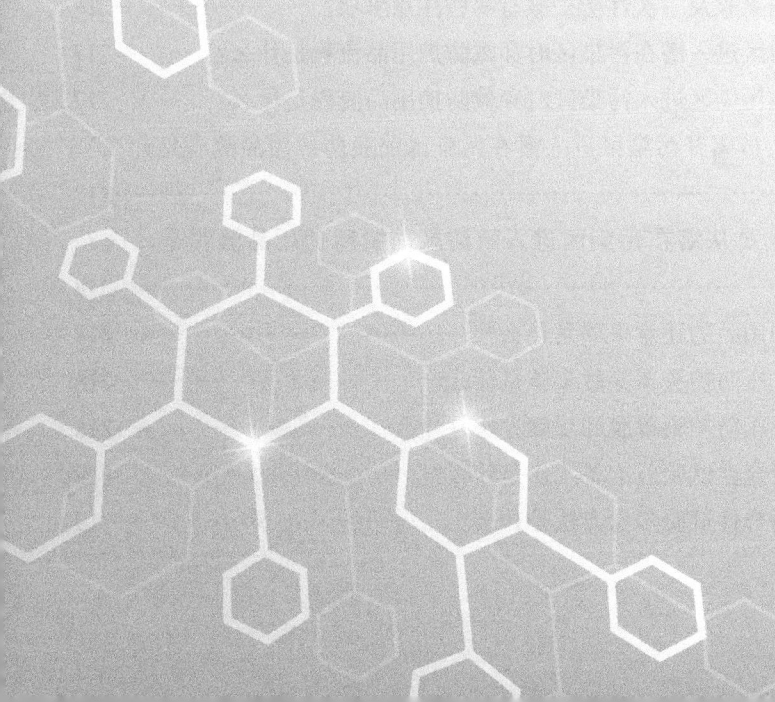

第十二篇　防护用品使用操作

第十二篇　防护用品使用操作

1. 医用外科口罩的佩戴方法是什么？

答：(1)检查口罩,区分上下内外,有鼻夹的一侧朝上,鼻夹明显的一侧朝外,将口罩罩住鼻、口及下巴,系带式口罩下方系带系于颈后,上方系带系于头顶中部,挂耳式口罩将两侧系带直接挂于耳后。

(2)将双手指尖放在鼻夹上,从中间位置开始,用手指向内按压,并逐步向两侧移动,根据鼻梁形状塑造鼻夹。

(3)调整系带的松紧度。

2. 摘医用外科口罩的方法是什么？

答：(1)不接触口罩前面(污染面)。

(2)系带式口罩先解开下面的系带,再解开上面的系带,挂耳式口罩双手直接捏住耳后系带取下。

(3)用手仅捏住口罩的系带放入废物容器内。

3. 医用防护口罩的佩戴方法是什么？

答：(1)一只手托住防护口罩,有鼻夹的一面向外。

(2)将防护口罩罩住鼻、口及下巴,鼻夹部位向上紧贴面部。

(3)用另一只手将下方系带拉过头顶,放在颈后双耳下。

(4)再将上方系带拉至头顶中部。

(5)将双手指尖放在金属鼻夹上,从中间位置开始,用手指向内按鼻夹,并分别向两侧移动和按压,根据鼻梁的形状塑造鼻夹。

4. 摘医用防护口罩的方法是什么?

答: (1)用手慢慢地将颈部的下方系带从脑后拉过头顶。

(2)拉上方系带摘除口罩。

(3)不用手触及口罩的前面,仅捏住口罩系带将其放入医疗废物容器内。

5. 摘戴医用外科/防护口罩的注意事项是什么?

答: (1)不应只使用一只手捏鼻夹。

(2)医用外科口罩和医用防护口罩只能一次性使用。

(3)口罩潮湿后或受到患者体液(血液、组织液等)污染后,应及时更换。

(4)选用医用防护口罩时,宜做适合性检验。

(5)每次佩戴医用防护口罩进入工作区域之前,应做佩戴气密性检查。

(6)离开呼吸道传染病区域时,在摘脱各类防护用品时,应最后摘脱医用防护口罩。

6. 气密性检查的操作方法是什么?

答: 将双手完全盖住防护口罩,快速地呼气,若鼻夹附近有漏气应调整鼻夹;若四周有漏气,应调整到不漏气为止。

7. 戴摘护目镜或防护面罩的方法是什么?

答: (1)戴上护目镜或防护面罩,调节舒适度。

(2)捏住靠近头部或耳朵的一边,摘掉护目镜或防护面罩,放入回收或医疗废物容器内。

8. 戴一次性使用灭菌橡胶外科手套的方法是什么？

答：(1)打开手套包，一手掀起口袋的开口处。

(2)另一手捏住手套翻折部分(手套内面)取出手套，对准五指戴上。

(3)捏起另一只袋口，以戴着手套的手指插入另一只手套的翻边内面，将手套戴好。然后将手套的翻转处套在工作衣袖外面。

9. 脱一次性使用灭菌橡胶外科手套的方法是什么？

答：(1)用戴着手套的手捏住另一只手套污染面的边缘将手套脱下。

(2)戴着手套的手握住脱下的手套，用脱下手套的手捏住另一只手套清洁面(内面)的边缘，将手套脱下。

(3)用手捏住手套的里面放入医疗废物容器内。

10. 戴脱一次性使用灭菌橡胶外科手套有哪些注意事项？

答：(1)诊疗护理不同的患者时，应更换手套。

(2)操作完成后脱去手套，应按规定程序与方法洗手。戴手套不能替代洗手，必要时进行手消毒。

(3)操作时发现手套破损，应及时更换。

(4)戴手套时，应防止手套被污染。

11. 穿隔离衣的步骤方法是什么？

答：(1)右手提衣领，左手伸入袖内，右手将衣领向上拉，露出左手。

(2)换左手持衣领，右手伸入袖内，露出右手，勿触及面部。

(3)两手持衣领，由领子中央顺着边缘向后系好颈带。

(4)扎好袖口，不应露出里面衣物。

(5)将隔离衣一边(约在腰下5cm处)逐渐向前拉，见到边缘捏住。

(6)同法捏住另一侧边缘。

(7)双手在背后将衣边对齐或将一边遮盖住另一边,将背部完全覆盖。

(8)向一侧折叠,一手按住折叠处,另一手将腰带拉至背后折叠处。

(9)将腰带在背后交叉,回到前面将带子系好。

12. 脱隔离衣的步骤方法是什么?

答:(1)解开腰带,在前面打一活结。

(2)解开袖带,塞入袖袢内,充分暴露双手,进行手消毒。

(3)解开颈后带子。

(4)右手伸入左手腕部袖内,拉下袖子过手。

(5)用遮盖着的左手握住右手隔离衣袖子的外面,拉下右侧袖子。

(6)双手转换逐渐从袖管中退出,脱下隔离衣。

(7)左手握住领子,右手将隔离衣两边对齐,污染面向外悬挂污染区;如果悬挂污染区外,则污染面向里。

(8)不再使用时,将脱下的隔离衣,污染面向内,卷成包裹状,放入医疗废物容器内或放入回收袋中。

13. 穿一次性防护服的步骤方法是什么?

答:连体或分体医用一次性防护服,应遵循先穿裤,再穿衣,然后戴帽,最后拉上拉锁的流程。

14. 脱分体一次性防护服的步骤方法是什么?

答:(1)脱分体医用一次性防护服时应先将拉链拉开。

(2)向上提拉帽子,使帽子脱离头部。

(3)脱袖子、上衣,将污染面向里放入医疗废物袋。

(4)脱裤,由上向下边脱边卷,污染面向里,脱下后置于医疗废物袋。

15. 脱连体一次性防护服的步骤方法是什么?

答:(1)脱连体医用一次性防护服时,先将拉链拉到底。

(2)向上提拉帽子,使帽子脱离头部,脱袖子。

(3)由上向下边脱边卷污染面向里直至全部脱下后放入医疗废物袋内。

16. 穿脱隔离衣及一次性防护服有哪些注意事项?

答:(1)隔离衣和医用一次性防护服只限在规定区域内穿脱。

(2)穿前应检查隔离衣和医用一次性防护服有无破损。

(3)发现有渗漏或破损应及时更换。

(4)隔离衣每天更换、清洗与消毒,遇污染随时更换。

(5)脱时应避免污染。

17. 由清洁区进入潜在污染区时穿戴防护用品流程是什么?

答:洗手→戴帽子→戴医用防护口罩→穿工作服→进入潜在污染区。

18. 由潜在污染区进入污染区时穿戴防护用品流程是什么?

答:穿隔离衣或医用一次性防护服→根据需要戴护目镜/防护面罩→戴手套→穿鞋套→进入污染区。

19. 医务人员离开污染区进入潜在污染区前脱防护用品流程是什么?

答:摘手套、洗手和/或消毒双手→摘护目镜/防护面屏→脱隔离衣或医用一次性防护服→脱鞋套→洗手和/或手消毒→进入潜在污染区,洗手或手消毒。

20. 医务人员从潜在污染区进入清洁区前脱防护用品流程是什么?

答: 洗手和/或手消毒→脱工作服→摘医用防护口罩和帽子→洗手和/或手消毒后,进入清洁区。

21. 脱防护用品的注意事项是什么?

答: (1)医用防护口罩的效能持续应用6～8h或遵循厂家使用说明,如遇污染或潮湿,应及时更换。

(2)离开隔离区前应对佩戴的眼镜进行清洗与消毒。

(3)隔离衣、医用一次性防护服等防护用品,不同类传染病患者之间及疑似患者之间应进行更换。

(4)隔离衣、医用一次性防护服被患者体液(血液、组织液等)、污物污染时应及时更换。

(5)戴医用防护口罩或全面型呼吸防护器应进行佩戴气密性检查。

(6)用后物品分别放置于专用污物容器内。

(7)突发原因不明传染病的医务人员防护用品穿脱流程应遵循卫生行政部门届时发布的相关规定。

22. 医用正压防护头罩穿戴步骤是什么?

答: (1)将电源设备佩戴在腰间,固定于后侧中间位置。

(2)佩戴头罩,应完全罩住头部,调整视野。

(3)助手连接管路,注意检查管路两端是否扣紧。

(4)助手打开电源,确认装备可以正常使用。

(5)助手检查装备穿戴。

23. 医用正压防护头罩脱卸步骤方法是什么?

答: (1)关掉电源,确认仪器已停止工作。

（2）卸下管路，从两端拧开，放入回收筐。

（3）身体微微前倾，双手捏住防护面罩后侧下缘及头部后缘，轻轻摘掉并放入医疗垃圾桶内。

（4）解开卡扣，脱除送风设备，放入回收筐。

24. 口罩适合性试验前准备工作是什么？

答：口罩佩戴者需提前了解产品尺寸信息和佩戴方法外观检查是否损坏等，佩戴后按照制造商规定的方法进行佩戴气密性检查。在测试区域放置一面镜子，能更好地帮助佩戴者进行检查。

佩戴者选取佩戴时主观感受舒适的口罩，任何的不舒适感受可能需要佩戴者在佩戴一段时间后才逐渐显现，如拉紧的口罩带造成的压迫感。因此，在适合性检验前，佩戴者正确佩戴口罩后主观感受至少5min，必要时可延长感受时间，感受期间还可使佩戴过程中残留在呼吸区域的颗粒物通过呼吸过程完成自净化，防止对适合性检验结果产生影响。

口罩与面部贴合部位若存在胡须毛发，也会对适合性检验结果造成不同程度影响。因此，在适合性检验前，佩戴者需刮净密合部位的皮肤，与适合性检验时间间隔不超过24h。若条件允许，在12h内进行。

适合性检验过程中，佩戴者要保持正常工作中采取的口罩佩戴方式和使用习惯，不采取可能会人为增加密合性的辅助手段，如手扶口罩或鼻夹等。

25. 口罩适合性试验步骤方法是什么？

答：受试者做以下6个规定动作，每个动作做1min。

（1）正常呼吸——站立姿势，正常呼吸速度，不说话。

（2）深呼吸——站立姿势，慢慢深呼吸，注意不要呼气过快。

（3）左右转头——站立姿势，缓缓向一侧转头到极限位置后再转向另一侧，在每个极限位置都应有吸气动作。

（4）上下活动头部——缓缓低头，再缓缓抬头，在抬头的极限位置应有吸气动作。

（5）说话——大声缓慢说话，让受试者从100倒数或读一段文章。

（6）正常呼吸——同（1）。

第十三篇 常见传染病的传染源、传播途径及防护用品选择

第十三篇　常见传染病的传染源、传播途径及防护用品选择

1. *甲型、戊型病毒性肝炎的传染源、传播途径及防护用品选择是什么？*

答：甲型、戊型病毒性肝炎的传染源为急性期患者和隐性感染者，经接触传播，防护用品应选择手套和隔离衣，根据工作需要可选择口罩和帽子。

2. *乙型、丙型和丁型病毒性肝炎的传染源、传播途径及防护用品选择是什么？*

答：乙型、丙型和丁型病毒性肝炎的传染源为急性和慢性患者及病毒携带者，经性接触或接触患者的体液（血液、组织液等）传播，防护用品根据工作需要可选择手套和隔离衣。

3. *麻疹的传染源、传播途径及防护用品选择是什么？*

答：麻疹的传染源为麻疹患者，主要经飞沫传播，也可经空气传播，防护用品应选择口罩、帽子、手套和隔离衣。

4. *水痘的传染源、传播途径及防护用品选择是什么？*

答：水痘的传染源为水痘患者，主要经飞沫传播，也可经空气传播，防护用品应选择口罩、帽子、手套和隔离衣。

5. 流行性腮腺炎的传染源、传播途径及防护用品选择是什么?

答:流行性腮腺炎的传染源为早期患者和隐性感染者,经飞沫传播,防护用品应选择口罩、帽子,根据工作需要可选择隔离衣。

6. 脊髓灰质炎的传染源、传播途径及防护用品选择是什么?

答:脊髓灰质炎的传染源为轻症瘫痪型患者和病毒携带者,主要经接触传播,也可经飞沫传播,防护用品应选择口罩、帽子、手套和隔离衣。

7. 流行性出血热的传染源、传播途径及防护用品选择是什么?

答:流行性出血热的传染源为啮齿类动物,以及猫、猪、狗、家兔,主要经空气传播,也可经接触传播,防护用品应选择口罩、帽子、口罩,根据工作需要可选择防护镜和隔离衣。

8. 狂犬病的传染源、传播途径及防护用品选择是什么?

答:狂犬病的传染源为患病或隐性感染的狗、猫等家畜和野兽,经接触传播,防护用品应选择口罩、手套、隔离衣,根据工作需要可选择帽子和防护镜。

9. 伤寒、副伤寒的传染源、传播途径及防护用品选择是什么?

答:伤寒、副伤寒的传染源为患者和带菌者,经接触传播,防护用品应选择手套和隔离衣,根据工作需要可选择口罩和帽子。

10. 细菌性痢疾的传染源、传播途径及防护用品选择是什么?

答:细菌性痢疾的传染源为患者和带菌者,经接触传播,防护用品应选择手套和隔离衣,根据工作需要可选择帽子。

11. 霍乱的传染源、传播途径及防护用品选择是什么？

答：霍乱的传染源为患者和带菌者，经接触传播，防护用品应选择手套、隔离衣和鞋套，根据工作需要可选择口罩、帽子和医用一次性防护服。

12. 猩红热的传染源、传播途径及防护用品选择是什么？

答：猩红热的传染源为患者和带菌者，主要经飞沫传播，也可经接触传播，防护用品应选择口罩、帽子、手套和隔离衣。

13. 白喉的传染源、传播途径及防护用品选择是什么？

答：白喉的传染源为患者和带菌者，主要经飞沫传播，也可经接触传播，防护用品应选择口罩、帽子、手套和隔离衣。

14. 百日咳的传染源、传播途径及防护用品选择是什么？

答：百日咳的传染源为患者、隐性感染者和带菌者，经飞沫传播，防护用品应选择口罩、帽子，根据工作需要可选择手套和隔离衣。

15. 流行性脑脊髓膜炎的传染源、传播途径及防护用品选择是什么？

答：流行性脑脊髓膜炎的传染源为流脑患者和脑膜炎双球菌携带者，主要经飞沫传播，也可经接触传播，防护用品应选择口罩、帽子、手套和隔离衣，根据工作需要可选择防护镜。

16. 肺鼠疫的传染源、传播途径及防护用品选择是什么？

答：肺鼠疫的传染源为感染了鼠疫杆菌的啮齿类动物和患者，主要经飞沫和鼠蚤传播，也可经接触传播，防护用品应选择口罩、帽子、手套和隔离衣，根据工作需要可选择防护镜和医用一次性防护服。

17. 腺鼠疫的传染源、传播途径及防护用品选择是什么？

答：腺鼠疫的传染源为感染了鼠疫杆菌的啮齿类动物和患者，经接触和鼠蚤传播，防护用品应选择手套和隔离衣，根据工作需要可选择口罩、帽子和防护镜。

18. 炭疽的传染源、传播途径及防护用品选择是什么？

答：炭疽的传染源为患病的食草类动物和患者，经飞沫和接触传播，防护用品应选择帽子、口罩、手套和隔离衣，根据工作需要可选择防护镜和医用一次性防护服。

19. 流行性感冒的传染源、传播途径及防护用品选择是什么？

答：流行性感冒的传染源为患者和隐性感染者，经飞沫和接触传播，防护用品应选择帽子、口罩、手套。

20. 肺结核的传染源、传播途径及防护用品选择是什么？

答：肺结核的传染源为开放性肺结核患者，主要经空气传播，防护用品应选择帽子、口罩、手套和鞋套，根据工作需要可选择防护镜、隔离衣和医用一次性防护服。

21. SARS的传染源、传播途径及防护用品选择是什么？

答：SARS的传染源为患者，主要经飞沫传播，也可经接触传播，防护用品应选择帽子、口罩、手套、隔离衣和鞋套，根据工作需要可选择防护镜和医用一次性防护服。

22. HIV的传染源、传播途径及防护用品选择是什么？

答：HIV的传染源为患者和病毒携带者，经性接触或接触患者的体液（血液、组织液等）传播，防护用品应选择手套，根据工作需要可选择隔离衣。

23. 手足口病的传染源、传播途径及防护用品选择是什么？

答：手足口病的传染源为患者和隐性感染者，主要经接触传播，也可经飞沫传播，防护用品应选择口罩、帽子、手套和隔离衣，根据工作需要可选择防护镜。

24. 梅毒的传染源、传播途径及防护用品选择是什么？

答：梅毒的传染源为梅毒螺旋体感染者，经性接触或接触患者的体液（血液、组织液等）传播，防护用品应选择手套，根据工作需要可选择隔离衣。

25. 人感染高致病性禽流感的传染源、传播途径及防护用品选择是什么？

答：人感染高致病性禽流感的传染源为病禽、健康带毒的禽，经飞沫和接触传播，防护用品应选择口罩、帽子、手套、隔离衣和鞋套，根据工作需要可选择防护镜和医用一次性防护服。

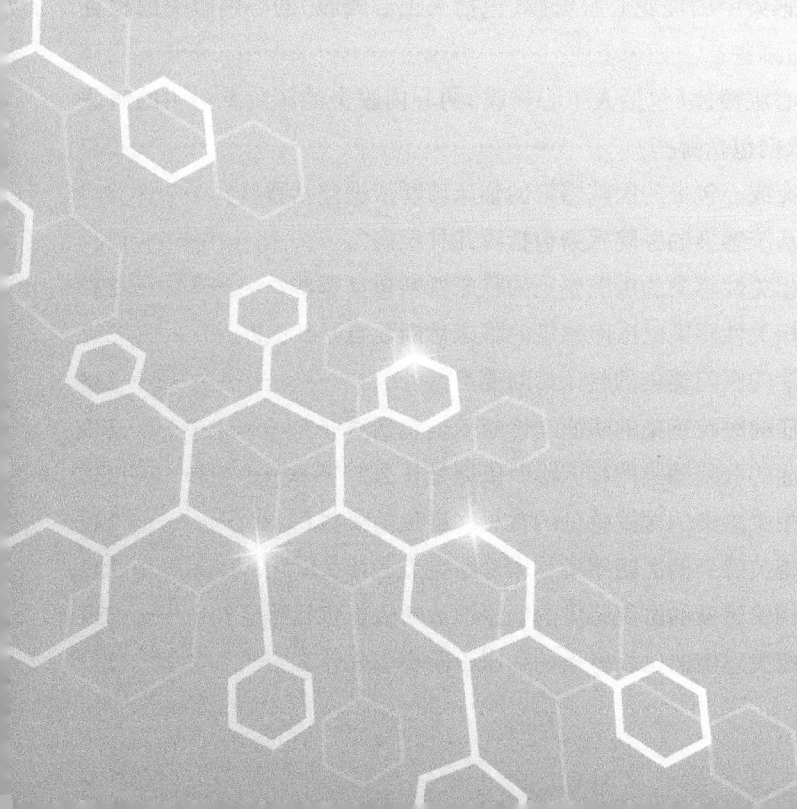

第十四篇
医院感染诊断

第十四篇　医院感染诊断

1. 上呼吸道感染的医院感染临床诊断要点是什么？

答：(1)临床诊断：发热(≥38℃超过2d)，有鼻咽、鼻旁窦和扁桃体等上呼吸道急性炎症表现。

(2)病原学诊断：临床诊断基础上，分泌物涂片或培养可发现有意义的病原微生物。

2. 上呼吸道感染的医院感染的鉴别诊断要点是什么？

答：医院感染的上呼吸道感染必须排除普通感冒和非感染性病因(如过敏等)所致的上呼吸道急性炎症。

3. 下呼吸道感染的医院感染的临床诊断要点是什么？

答：符合下述两条之一即可诊断。

(1)患者出现咳嗽、痰黏稠，肺部出现湿啰音，并有下列情况之一：①发热；②白细胞总数和(或)嗜中性粒细胞比例增高；③X线显示肺部有炎性浸润性病变。

(2)慢性气道疾患患者稳定期(慢性支气管炎伴或不伴阻塞性肺气肿、哮喘、支气管扩张症)继发急性感染，并有病原学改变或X线胸片显示与入院时比较有明显改变或新病变。

4. 呼吸系统的医院感染包括哪几种疾病？

答：上呼吸道感染、下呼吸道感染、胸膜腔感染。

5. 下呼吸道感染的医院感染的病原学诊断依据包括哪些?

答:(1)经筛选的痰液,连续两次分离到相同病原体。

(2)痰细菌定量培养分离病原菌数≥10^6cfu/mL。

(3)血培养或并发胸腔积液者的胸液分离到病原体。

(4)经纤维支气管镜或人工气道吸引采集的下呼吸道分泌物病原菌数≥10^5cfu/mL;经支气管肺泡灌洗(BAL)分离到病原菌数≥10^4cfu/mL;或经防污染标本刷(PSB)、防污染支气管肺泡灌洗(PBAL)采集的下呼吸道分泌物分离到病原菌,而原有慢性阻塞性肺病包括支气管扩张者病原菌数必须≥10^3cfu/mL。

(5)痰或下呼吸道采样标本中分离到通常非呼吸道定植的细菌或其他特殊病原体。

(6)免疫血清学、组织病理学的病原学诊断证据。

6. 下呼吸道感染的医院感染的临床鉴别诊断要点是什么?

答:(1)痰液筛选的标准为痰液涂片镜检鳞状上皮细胞10个/低倍视野和白细胞>25个/低倍视野或鳞状上皮细胞:白细胞≤1:2.5;免疫抑制和粒细胞缺乏患者见到柱状上皮细胞或锥状上皮细胞与白细胞同时存在,白细胞数量可以不严格限定。

(2)应排除非感染性原因如肺栓塞、心力衰竭、肺水肿、肺癌等所致的下呼吸道的胸片的改变。

(3)病变局限于气道者为医院感染气管—支气管炎;出现肺实质炎症(X线显示)者为医院感染肺炎(包括肺脓肿),报告时须分别标明。

7. 胸膜腔感染的医院感染的临床诊断要点是什么?

答:临床诊断:发热,胸痛,胸水外观呈脓性、带臭味、常规检查白细胞计数≥$10×10^9$/L。

病原学诊断:临床诊断基础上,符合下述两条之一即可诊断。

(1)胸水培养分离到病原菌。

(2)胸水普通培养无菌生长,但涂片见到细菌。

8. 胸膜腔感染的医院感染的临床鉴别诊断要点是什么?

答:(1)胸水发现病原菌,则不论胸水性状和常规检查结果如何,均可做出病原学诊断。

(2)重视胸水的厌氧菌培养。

(3)邻近部位感染自然扩散而来的胸膜腔感染,如并发于肺炎、支气管胸膜瘘、肝脓肿者不列为医院感染;诊断操作促使感染扩散者则属医院感染。若肺炎系医院感染,如其并发脓胸按医院感染肺炎报告,另加注括号标明脓胸。

(4)结核性胸膜炎自然演变成结核性脓胸不属于医院感染。

9. 当患者上呼吸道及下呼吸道同时发生医院感染时应如何上报?

答:当患者同时有上呼吸道和下呼吸道感染时,仅需报告下呼吸道感染。

10. 心血管系统疾病的医院感染包括哪几种疾病?

答:侵犯心脏瓣膜(包括人工心瓣膜)的心内膜炎和心肌炎或心包炎。

11. 侵犯心脏瓣膜(包括人工心瓣膜)的心内膜炎的医院感染的临床症状是什么?

答:病人至少有下列症状或体征中的两项且无其他明确原因可以解释:发热、新出现心脏杂音或杂音发生变化、栓塞性改变、皮肤异常表现(如瘀斑、出血、疼痛性皮下肿块)、充血性心力衰竭、心脏传导异常。

12. 医院感染中的侵犯心脏瓣膜(包括人工心瓣膜)的心内膜炎的检查异常包括哪些?

答:外科手术或病理组织学发现心脏赘生物,超声心动图发现赘生物。

13. *侵犯心脏瓣膜(包括人工心瓣膜)的心内膜炎的医院感染中的病原学诊断依据包括哪些?*

答:(1)心脏瓣膜或赘生物培养出病原体。

(2)临床诊断基础上,两次或多次血液培养呈阳性。

(3)临床诊断基础上,心脏瓣膜革兰氏染色发现病原菌。

14. *心肌炎或心包炎的医院感染的临床诊断依据包括哪些?*

答:临床诊断:符合下述两条之一即可诊断。

(1)病人至少有下列症状或体征中的两项且无其他明确原因可以解释:发热、胸痛、奇脉、心脏扩大,且合并有下列情况之一:①有心肌炎或心包炎的异常心电图改变;②心脏组织病理学检查证据;③影像学发现心包渗出。

(2)病人至少有下列症状或体征中的两项且无其他明确原因可以解释:发热、胸痛、奇脉、心脏扩大、呼吸暂停、心动过缓,并至少有下列情况之一:①有心肌炎或心包炎的异常心电图改变;②心脏组织病理学检查证据;③影像学发现心包渗出。

15. *血液系统感染的医院感染包括哪几种疾病?*

答:(1)心包组织培养出病原菌或外科手术/针吸取物培养出病原体。

(2)在临床诊断基础上,血中抗体呈阳性(如流感嗜血杆菌、肺炎球菌),并排除其他部位感染。

16. *血管相关性感染的医院感染的临床诊断包括哪些?*

答:血管相关性感染、败血症及输血相关感染。

17. *血管相关性感染的医院感染的临床诊断要点是什么?*

答:临床诊断:符合下述三条之一即可诊断。

(1)静脉穿刺部位有脓液排出,或有弥散性红斑(蜂窝组织炎的表现)。

(2)沿导管的皮下走行部位出现疼痛性弥散性红斑并除外理化因素所致。

(3)经血管介入性操作后,发热(>38℃),局部有压痛,无其他原因可解释。

病原学诊断:导管尖端培养和/或血液培养分离出有意义的病原微生物。

(1)导管管尖培养其接种方法应取导管尖端5cm,在血平板表面往返滚动一次,细菌菌数≥15cfu/平板,即为阳性。

(2)从穿刺部位抽血定量培养,细菌菌数≥100cfu/mL,或细菌菌数相当于对侧同时取血培养的4~10倍;或对侧同时取血培养出同种细菌。

18. 败血症的医院感染的临床诊断要点是什么?

答:发热(>38℃)或低体温(<36℃),可伴有寒战症状。

19. 败血症的医院感染的病原学诊断依据包括哪些?

答:(1)血液培养分离出病原微生物。

(2)血液中检测到病原体的抗原物质。

20. 败血症的医院感染的临床诊断依据是什么?

答:(1)有入侵门户或迁徙病灶。

(2)有全身中毒症状而无明显感染灶。

(3)有皮疹或出血点、肝脾肿大、血液中性粒细胞增多伴核左移,且无其他原因可以解释。

(4)收缩压低于12kPa(90mmHg),或较原收缩压下降超过5.3kPa(40mmHg)。

21. 输血相关感染的医院感染的常见病毒包括哪些?

答:常见有肝炎病毒(乙、丙、丁、庚型等)、艾滋病病毒、巨细胞病毒等,输血还有可能感染疟疾、弓形体病等。

22. 输血相关感染的医院感染临床诊断要点是什么?

答:临床诊断:必须同时符合下述三种情况才可诊断。

(1)从输血至发病,或从输血至血液中出现病原免疫学标志物的时间超过该病原体感染的平均潜伏期。

(2)受血者受血前从未有过该种感染,免疫学标志物呈阴性。

(3)证实供血员血液存在感染性物质,如:血中查到病原体、免疫学标志物呈阳性、病原DNA或RNA呈阳性等。

23. 输血相关感染的医院感染的病原学诊断依据包括哪些?

答:临床诊断基础上,符合下述四条之一即可诊断。

(1)血液中找到病原体。

(2)血液特异性病原体抗原检测呈阳性,或其血清在IgM抗体效价达到诊断水平,或双份血清IgG呈4倍升高。

(3)组织或体液涂片找到包涵体。

(4)病理活检证实。

24. 输血相关感染的医院感染的临床诊断要点是什么?

答:(1)病人可有症状、体征,也可仅有免疫学改变。

(2)艾滋病潜伏期长,受血者在受血后6个月内可出现HIV抗体阳性,后者可作为初步诊断依据,但需进一步进行确证试验。

25. 感染性腹泻的医院感染的临床诊断要点是什么?

答:符合下述三条之一即可诊断。

(1)急性腹泻,粪便常规镜检白细胞≥10个/高倍视野。

(2)急性腹泻,或伴发热、恶心、呕吐、腹痛等。

(3)急性腹泻每天3次以上,连续2d,或1d水泻5次以上。

26. 感染性腹泻的医院感染的病原学诊断依据包括哪些?

答:临床诊断基础上,符合下述四条之一即可诊断。

(1)粪便或肛拭子标本培养出肠道病原体。

(2)常规镜检或电镜直接检出肠道病原体。

(3)从血液或粪便中检出病原体的抗原或抗体,达到诊断标准。

(4)从组织培养的细胞病理变化(如毒素测定)判定系肠道病原体所致。

27. 感染性腹泻的医院感染的临床鉴别诊断要点是什么?

答:(1)急性腹泻次数应≥3次/24h。

(2)应排除慢性腹泻的急性发作及非感染性因素,如诊断治疗原因、基础疾病、心理紧张等所致的腹泻。

28. 胃肠道感染的医院感染的临床诊断要点是什么?

答:患者出现发热(≥38℃)、恶心、呕吐和(或)腹痛、腹泻,无其他原因可解释。

29. 胃肠道感染的医院感染的病原学诊断依据包括哪些?

答:符合下述三条之一即可诊断。

(1)从外科手术或内镜取得组织标本或外科引流液培养出病原体。

(2)上述标本革兰氏染色或氢氧化钾浮载片可见病原体、多核巨细胞。

(3)手术或内镜标本显示感染的组织病理学证据。

30. 抗菌药物相关性腹泻的医院感染的临床诊断要点是什么?

答:近期曾应用或正在应用抗菌药物,出现腹泻,可伴大便性状改变如水样便、血便、黏液脓血便或见斑块条索状伪膜,可合并下列情况之一。

(1)发热(≥38℃)。

(2)腹痛或腹部压痛、反跳痛。

(3)周围血白细胞升高。

31. 抗菌药物相关性腹泻的医院感染的病原学诊断依据包括哪些?

答:临床诊断基础上,符合下述三条之一即可诊断。

(1)大便涂片有菌群失调或培养发现有意义的优势菌群。

(2)如情况许可时作纤维结肠镜检查见肠壁充血、水肿、出血,或见到2~20mm灰黄(白)色斑块伪膜。

(3)细菌毒素测定证实。

32. 医院感染的抗菌药物相关性腹泻的鉴别诊断要点是什么?

答:(1)使用抗菌药物后腹泻次数≥3次/24h。

(2)排除慢性肠炎急性发作或急性胃肠道感染及非感染性原因所致的腹泻。

33. 病毒性肝炎的医院感染的临床诊断要点是什么?

答:有输血或应用血制品史、不洁食物史、肝炎接触史,出现下述症状或体征中的任何两项并有肝功能异常,无其他原因可解释。

(1)发热。

(2)厌食。

(3)恶心、呕吐。

(4)肝区疼痛。

(5)黄疸。

34. 病毒性肝炎的医院感染的病原学诊断依据包括哪些?

答:在临床诊断基础上,血清甲、乙、丙、丁、戊、庚等任何一种肝炎病毒活动性标志物呈阳性。

35. 病毒性肝炎的医院感染应排除哪些情况?

答:排除非感染性病因(如:α1-抗胰蛋白酶缺乏、酒精、药物等)和胆道疾病引起的肝炎或损害。

36. 腹(盆)腔内组织感染的医院感染包括哪些组织?

答:包括胆囊、胆道、肝、脾、胰、腹膜、膈下、盆腔、其他组织或腔隙的急性感染,含持续腹膜透析继发性腹膜炎。

37. 腹(盆)腔内组织感染的医院感染的主要临床症状是什么?

答:具有下列症状、体征中任何两项,无其他原因可以解释,同时有检验、影像学检查的相应异常发现。

(1)发热(>38℃)。

(2)恶心、呕吐。

(3)腹痛、腹部压痛或反跳痛或触及包块状物伴触痛。

(4)黄疸。

38. 腹(盆)腔内组织感染的医院感染的病原学诊断依据包括哪些?

答:在临床诊断基础上,符合下述两条之一即可诊断。

(1)经手术切除、引流管、穿刺吸引或内镜获取的标本,检出病原体。

(2)血培养阳性,且与局部感染菌相同或与临床相符。

39. 腹(盆)腔内组织感染的医院感染的鉴别诊断要点是什么?

答:(1)应排除非生物因子引起的炎症反应及慢性感染的急性

发作。

(2)原发性脏器穿孔所致的感染不计为医院感染。

40. 腹水感染的医院感染的临床诊断要点是什么?

答:临床诊断:腹水原为漏出液,出现下述两条之一即可诊断。

(1)腹水检查变为渗出液。

(2)腹水不易消除,出现腹痛、腹部压痛或反跳痛。腹水常规检查白细胞>200×10⁶/L,中性粒细胞>25%。

病原学诊断:临床诊断基础上,腹水细菌培养呈阳性。

41. 腹部及消化系统的医院感染的常见疾病包括哪些?

答:感染性腹泻、胃肠道感染、抗菌药物相关性腹泻、病毒性肝炎、腹(盆)腔内组织感染、腹水感染。

42. 细菌性脑膜炎、脑室炎的医院感染的临床诊断要点是什么?

答:符合下述三条之一即可诊断。

(1)发热、颅高压症状(头痛、呕吐、婴儿前囟张力高、意识障碍)之一、脑膜刺激征(颈抵抗、布氏征阳性、克氏征阳性、角弓反张)之一、脑脊液(CSF)炎性改变。

(2)发热、颅高压症状、脑膜刺激征及脑脊液白细胞轻至中度升高,经抗菌药物治疗后症状体征消失,脑脊液恢复正常。

(3)在应用抗菌药物过程中,出现发热、不典型颅高压症状体征、脑脊液白细胞轻度增多,并具有下列情况之一:①脑脊液中抗特异性病原体的IgM达诊断标准,或IgG呈4倍升高,或脑脊液涂片找到细菌;②有颅脑侵袭性操作(如颅脑手术、颅内穿刺、颅内植入物)史,或颅脑外伤或腰椎穿刺史;③脑膜附近有感染灶(如头皮切口感染、颅骨骨髓炎等)或有脑脊液漏者;④新生儿血培养呈阳性。

43. 细菌性脑膜炎、脑室炎的医院感染的病原学诊断依据包括哪些?

答:临床诊断基础上,符合下述三条之一即可诊断。

(1)脑脊液中培养出病原菌。

(2)脑脊液病原微生物免疫学检测呈阳性。

(3)脑脊液涂片找到病原菌。

44. 细菌性脑膜炎、脑室炎的医院感染的临床鉴别诊断要点是什么?

答:(1)一岁以内婴儿有发热(>38℃)或低体温(<36℃)的现象,出现意识障碍、呼吸暂停或抽搐症状,如无其他原因可解释,应疑有脑膜炎并及时进行相关检查。

(2)老年人反应性低,可仅有嗜睡、意识活动减退、定向困难表现,应及时进行相关检查。

(3)细菌性脑膜炎与创伤性脑膜炎、脑瘤脑膜反应的区别要点是脑脊液糖量的降低,C-反应蛋白增高等。

45. 颅内脓肿的医院感染包括哪些?

答:包括脑脓肿、硬膜下和硬膜外脓肿等。

46. 颅内脓肿的医院感染的临床诊断要点是什么?

答:符合下述两条之一即可诊断。

(1)发热、颅高压症状之一、颅内占位体征(功能区定位征),并具有以下影像学检查证据之一:①CT扫描;②脑血管造影;③核磁共振扫描;④核素扫描。

(2)外科手术证实。

47. 颅内脓肿的医院感染的病原学诊断依据包括哪些?

答: 临床诊断基础上,穿刺脓液或组织活检找到病原体,或细菌培养呈阳性。

48. 椎管内感染的医院感染包括哪些?

答: 包括硬脊膜下脓肿和脊髓内脓肿。

49. 椎管内感染的医院感染的临床诊断依据是什么?

答: 临床诊断:符合下述两条之一即可诊断。

(1)发热、有神经定位症状和体征或局限性腰背痛和脊柱运动受限,并具有下列情况之一:①棘突及棘突旁有剧烈压痛及叩击痛;②神经根痛;③完全或不完全脊髓压迫症;④检查证实:脊髓CT、椎管内碘油造影、核磁共振、X线平片、脑脊液蛋白及白细胞增加并奎氏试验有部分或完全性椎管梗阻。

(2)手术证实。

50. 椎管内感染的医院感染的病原学诊断依据是什么?

答: 手术引流液细菌培养阳性。

51. 椎管内感染的医院感染临床诊断的注意事项包括哪些?

答: (1)并发脑膜炎的椎管内感染,归入细菌性脑膜炎统计报告。

(2)此类医院感染少见,多发生于败血症、脊柱邻近部位有炎症、脊柱外伤或手术有高位椎管麻醉史者。

(3)应排除败血症的转移性病灶或脊柱及其邻近部位炎症的扩散所致。

52. 中枢神经系统疾病的医院感染包括哪些?

答:细菌性脑膜炎、脑室炎、颅内脓肿、椎管内感染。

53. 泌尿系统感染的医院感染的主要临床症状是什么?

答:患者出现尿频、尿急、尿痛等尿路刺激症状,或有下腹触痛、肾区叩痛,伴或不伴发热,并具有下列情况之一。

(1)尿检白细胞男性≥5个/高倍视野,女性≥10个/高倍视野,插导尿管患者应结合尿培养。

(2)临床已诊断为泌尿道感染,或抗菌治疗有效而认定的泌尿道感染。

54. 泌尿系统感染的医院感染的病原学诊断依据包括哪些?

答:临床诊断基础上,符合下述四条之一即可诊断。

(1)清洁中段尿或导尿留取尿液(非留置导尿)培养革兰氏阳性球菌菌数≥10^4cfu/mL、革兰氏阴性杆菌菌数≥10^5cfu/mL。

(2)耻骨联合上膀胱穿刺留取尿液培养细菌菌数≥10^3cfu/mL。

(3)新鲜尿液标本经离心应用相差显微镜检查(1×400),在30个视野中有半数视野见到细菌。

(4)无症状性菌尿症:患者虽然无症状,但在近期(通常为1周)有内镜检查或留置导尿史,尿液培养革兰氏阳性球菌浓度≥10^4cfu/mL、革兰氏阴性杆菌浓度≥10^5cfu/mL,应视为泌尿系统感染。

55. 泌尿系统感染的医院感染的临床诊断要点是什么?

答:(1)非导尿或穿刺尿液标本细菌培养结果为两种或两种以上细菌,需考虑污染可能,建议重新留取标本送检。

(2)尿液标本应及时接种。若尿液标本在室温下放置超过2h,即使其接种培养结果细菌菌数≥10^4cfu/mL 或 10^5cfu/mL,亦不应作为诊断依据,应予重新留取标本送检。

(3)影像学、手术、组织病理或其他方法证实的、可定位的泌尿系统(如肾、肾周围组织、输尿管、膀胱、尿道)感染,报告时应分别标明。

56. 手术切口感染的医院感染的常见情况包括哪些?

答:表浅手术切口感染和深部手术切口感染。

57. 表浅手术切口感染的医院感染的定义是什么?

答:切口涉及的皮肤和皮下组织,感染发生于术后30d内。

58. 表浅手术切口感染的医院感染的临床诊断依据是什么?

答:临床诊断:具有下述两条之一即可诊断。

(1)表浅切口有红、肿、热、痛,或有脓性分泌物。

(2)临床医师诊断的表浅切口感染。

病原学诊断:临床诊断基础上细菌培养呈阳性。

59. 表浅手术切口感染的医院感染的诊断的注意事项包括哪些?

答:(1)创口包括外科手术切口和意外伤害所致伤口,为避免混乱,不用"创口感染"一词,与伤口有关感染参见皮肤软组织感染诊断标准。

(2)切口缝合针眼处有轻微炎症和少许分泌物不属于切口感染。

(3)切口脂肪液化,液体清亮,不属于切口感染。

60. 深部手术切口感染的医院感染的定义是什么?

答:无植入物手术后30d内、有植入物(如人工心脏瓣膜、人造血管、机械心脏、人工关节等)术后1年内发生的与手术有关并涉及切口深部软组织(深筋膜和肌肉)的感染。

61. 深部手术切口感染的医院感染的临床诊断依据是什么?

答:临床诊断:符合上述规定,并具有下述四条之一即可诊断。

(1)从深部切口引流出或穿刺抽到脓液,感染性手术后引流液除外。

(2)自然裂开或由外科医师打开的切口,有脓性分泌物或有发热≥38℃,局部有疼痛或压痛。

(3)再次手术探查、经组织病理学或影像学检查发现涉及深部切口脓肿或其他感染证据。

(4)临床医师诊断的深部切口感染。

病原学诊断:临床诊断基础上,分泌物细菌培养阳性。

62. 器官(或腔隙)感染的医院感染的定义是什么?

答:无植入物手术后30d、有植入物手术后1年内发生的与手术有关(除皮肤、皮下、深筋膜和肌肉以外)的器官或腔隙感染。

63. 器官(或腔隙)感染的医院感染的临床诊断依据是什么?

答:临床诊断:符合上述规定,并具有下述三条之一即可诊断。

(1)引流或穿刺有脓液。

(2)再次手术探查、经组织病理学或影像学检查发现涉及器官(或腔隙)感染的证据。

(3)由临床医师诊断的器官(或腔隙)感染。

病原学诊断:临床诊断基础上,细菌培养呈阳性。

64. 器官(或腔隙)感染的医院感染的诊断注意事项包括哪些?

答:(1)临床和(或)有关检查显示典型的手术部位感染,即使细菌培养阴性,亦可以诊断。

(2)手术切口浅部和深部均有感染时,仅需报告深部感染。

(3)经切口引流所致器官(或腔隙)感染,不需再次手术者,应视为深部切口感染。

65. 皮肤及软组织感染的医院感染包括哪些?

答:皮肤感染、软组织感染、褥疮感染、烧伤感染、乳腺脓肿或乳腺炎、脐炎、婴儿脓疱病。

66. 皮肤感染的医院感染的临床诊断依据是什么?

答:符合下述两条之一即可诊断。

(1)皮肤有脓性分泌物、脓疱、疖肿等。

(2)患者有局部疼痛或压痛,局部红肿或发热,无其他原因解释者。

病原学诊断:临床诊断基础上,符合下述两条之一即可诊断。

(1)从感染部位的引流物或抽吸物中培养出病原体。

(2)血液或感染组织特异性病原体抗原检测呈阳性。

67. 软组织感染的医院感染包括哪几类疾病?

答:软组织感染包括:坏死性筋膜炎、感染性坏疽、坏死性蜂窝组织炎、感染性肌炎、淋巴结炎及淋巴管炎。

68. 软组织感染的医院感染的临床诊断依据是什么?

答:临床诊断:符合下述三条之一即可诊断。

(1)从感染部位引流出脓液。

(2)外科手术或组织病理检查证实有感染。

(3)患者有局部疼痛或压痛、局部红肿或发热,无其他原因解释。

病原学诊断:临床诊断基础上,符合下述两条之一即可诊断。

(1)血液特异性病原体抗原检测阳性,或血清IgM抗体效价达到诊断水平,或双份血清IgG呈4倍升高。

(2)从感染部位的引流物或组织中培养出病原体。

69. 褥疮感染的医院感染主要包括哪些?

答:褥疮感染包括:褥疮浅表部和深部组织感染。

70. 褥疮感染的医院感染的临床诊断依据是什么?

答:临床诊断:褥疮局部红、压痛或褥疮边缘肿胀,并有脓性分泌物。
病原学诊断:临床诊断基础上,分泌物培养呈阳性。

71. 烧伤感染的医院感染的临床诊断依据是什么?

答:烧伤表面的形态或特点发生变化,如:焦痂迅速分离,焦痂变成棕黑、黑或紫罗兰色,烧伤边缘水肿。同时具有下述两条之一即可诊断。
(1)创面有脓性分泌物。
(2)患者出现发热(>38℃)或低体温(<36℃),合并低血压。

72. 烧伤感染的医院感染的病原学诊断依据包括哪些?

答:临床诊断基础上,符合下述两条之一即可诊断。
(1)血液培养呈阳性,并且排除其他部位感染。
(2)烧伤组织活检显示微生物向邻近组织浸润。

73. 烧伤感染的医院感染的临床诊断要点是什么?

答:(1)单纯发热不能诊断为烧伤感染,因为发热可能是组织损伤的结果或病人在其他部位有感染。
(2)移植的皮肤发生排斥反应并伴有感染临床证据(炎症或脓液),视为医院感染。
(3)供皮区感染属于烧伤感染。

74. 乳腺脓肿或乳腺炎的医院感染的临床诊断依据是什么?

答:临床诊断:符合下述三条之一即可诊断。

(1)红、肿、热、痛等炎症表现或伴有发热,排除授乳妇女的乳汁淤积。

(2)外科手术证实。

(3)临床医生诊断的乳腺脓肿。

病原学诊断:临床诊断基础上,引流物或针吸物培养呈阳性。

75. 脐炎的医院感染的临床诊断依据是什么?

答:临床诊断:新生儿脐部有红肿或有脓性渗出物。

病原学诊断:临床诊断基础上,符合下述两条之一即可诊断。

(1)引流物或针吸液培养呈阳性。

(2)血液培养呈阳性,并排除其他部位感染。

76. 婴儿脓疱病的医院感染的主要临床诊断依据是什么?

答:临床诊断:符合下述两条之一即可诊断。

(1)皮肤出现脓疱。

(2)临床医生诊断为脓疱病。

病原学诊断:临床诊断基础上,分泌物培养呈阳性。

77. 关节和关节囊感染的医院感染的主要临床诊断依据是什么?

答:符合下述两条之一即可诊断。

(1)病人有下列症状或体征中的两项且无其他原因可以解释:关节疼痛、肿胀、触痛、发热、渗出或运动受限。且合并下列情况之一:①关节液检验发现白细胞;②关节液的细胞组成及化学检查符合感染且不能用风湿病解释;③有感染的影像学证据。

(2)外科手术或组织病理学检查发现关节或关节囊感染的证据。

78. 关节和关节囊感染的医院感染的病原学诊断依据包括哪些?

答:病原学诊断:符合下述两条之一即可诊断。

(1)关节液或滑囊活检培养出病原体。

(2)临床诊断的基础上,关节液革兰氏染色发现病原体。

79. 骨髓炎的医院感染的临床诊断依据是什么?

答:临床诊断:符合下述两条之一即可诊断。

(1)病人有下列症状或体征中的两项且无其他原因可以解释:发热(>38℃),局部肿块、触痛、发热或感染灶有引流物,并有感染的影像学证据。

(2)外科手术或组织病理学检查证实。

病原学诊断:符合下述两条之一即可诊断。

(1)骨髓培养出病原体。

(2)在临床诊断的基础上,血液培养出病原体或血液中查出细菌抗体(如流感嗜血杆菌、肺炎球菌),并排除其他部位感染。

80. 椎间盘感染的医院感染的临床诊断依据是什么?

答:符合下述三条之一即可诊断。

(1)病人无其他原因解释的发热或椎间盘疼痛,并有感染的影像学证据。

(2)外科手术或组织病理学检查发现椎间盘感染的证据。

(3)手术切下或针吸的椎间盘组织证实有感染。

81. 椎间盘感染的医院感染的病原学诊断依据包括哪些?

答:病原学诊断:在临床诊断的基础上,符合下述两条之一即可诊断。

(1)感染部位组织中培养出病原体。

(2)血或尿中检出抗体(如流感嗜血杆菌、肺炎球菌、脑膜炎球菌或B组链球菌),并排除其他部位感染。

82. 外阴切口感染的医院感染的发生时限范围是什么?

答:经阴道分娩,病人外阴切口感染发生于产后2周内。

83. 外阴切口感染的医院感染的临床诊断依据是什么？

答：临床诊断：符合上述规定，并有下述两条之一即可诊断。

(1)外阴切口有红、肿、热、痛或有脓性分泌物。

(2)外阴切口有脓肿。

病原学诊断：临床诊断基础上，细菌培养呈阳性。

84. 外阴切口感染的医院感染的鉴别诊断要点是什么？

答：(1)外阴切口感染包含会阴切开和会阴裂伤缝合术。

(2)切口缝合针眼处有轻微炎症和少许分泌物，不属外阴切口感染。

85. 阴道穹隆部感染的医院感染的主要临床诊断依据是什么？

答：临床诊断：符合下述两条之一即可诊断。

(1)子宫切除术后，病人阴道残端有脓性分泌物。

(2)子宫切除术后，病人阴道残端有脓肿。

病原学诊断：临床诊断基础上，细菌培养呈阳性。

86. 阴道穹隆部感染的医院感染的部位包括哪些？

答：阴道穹隆部感染仅指子宫全切术后阴道残端部位。

87. 急性盆腔炎的医院感染的临床诊断要点是什么？

答：仅限于入院48h后，或有宫腔侵袭性操作、自然分娩24h至出院一周内发生者。

88. 急性盆腔炎的医院感染的临床诊断依据是什么？

答：临床诊断：符合下述两条之一即可诊断。

(1)有下列症状或体征且无其他原因解释，发热、恶心、呕吐、下腹痛或触痛，尿频、尿急或腹泻，里急后重，阴道分泌物增多呈脓性。

(2)后穹隆或腹腔穿刺有脓液。

89. 子宫内膜炎的医院感染的临床诊断依据是什么?

答:临床诊断:发热或寒战,下腹痛或压痛,不规则阴道流血或恶露有臭味。

病原学诊断:临床诊断的基础上,宫腔刮出子宫内膜病理检查证实或分泌物细菌培养呈阳性。

90. 子宫内膜炎因羊水破裂的医院感染的感染时限范围是什么?

答:入院时,病人无羊水感染,羊膜破裂时间不超过48h。

91. 子宫内膜炎因孕产手术引起的医院感染的感染时限范围是什么?

答:仅包括早孕流产、中孕引产、分娩后一周内。

92. 男女性生殖道其他感染的临床诊断依据是什么?

答:临床诊断:符合下述两条之一即可诊断。

(1)病人有下列症状或体征中的两项且无其他原因解释:发热、局部疼痛、触痛或尿痛,并有影像学证实或病理学证实。

(2)外科手术或组织病理学发现感染部位脓肿或其他感染的证据。

93. 男女性生殖道其他感染的医院感染的病原学诊断依据是什么?

答:符合下述两条之一即可诊断。

(1)从感染部位的组织或分泌物中培养出病原体。

(2)临床诊断基础上,血液中培养出病原体。

94. 口腔感染的医院感染的临床诊断依据是什么?

答:符合下述三条之一即可诊断。

(1)口腔组织中有脓性分泌物。

(2)通过外科手术或组织病理检查而证实的口腔感染或有脓肿。

(3)临床医生诊断的感染并采用口腔抗真菌治疗。

95. 口腔感染的医院感染的病原学诊断依据是什么？

答：临床诊断基础上，符合下述五条之一即可诊断。

(1)革兰氏染色检出病原微生物。

(2)氢氧化钾染色呈阳性。

(3)黏膜刮屑显微镜检有多核巨细胞。

(4)口腔分泌物抗原检测呈阳性。

(5)IgM抗体效价达诊断水平或双份血清IgG呈4倍增加。

96. 口腔感染的医院感染的特殊菌群还包括哪些？

答：原发性单纯疱疹应属于此类感染。

97. 口腔感染的医院感染的其他疾病还包括哪些？

答：涉及多个器官或系统，而又不适合归于某系统的感染，通常为病毒感染，如麻疹、风疹、传染性单核细胞增多症；病毒性皮疹也应列入此类，如单纯疱疹、水痘、带状疱疹等。

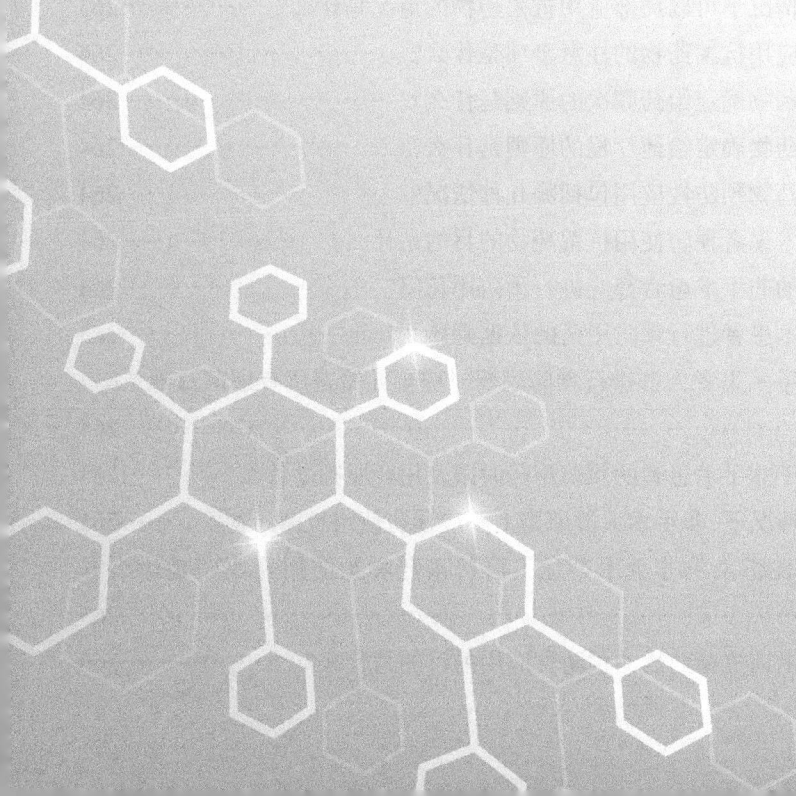

第十五篇
抗菌药物管理

第十五篇　抗菌药物管理

1. 临床应用抗菌药物使用合理的关键是什么？

答：临床应用抗菌药物使用合理的关键是有无抗菌药物的应用指征，选用的品种及给药方案是否适宜。

2. 哪些疾病可以应用抗菌药物？

答：根据患者的症状、体征、实验室检查或放射、超声等影像学结果，诊断为细菌、真菌感染者有指征应用抗菌药物；由结核分枝杆菌、非结核分枝杆菌、支原体、衣原体、螺旋体、立克次体及部分原虫等病原微生物所致的感染亦有指征应用抗菌药物。

3. 抗菌药物品种的选取原则是什么？

答：抗菌药物品种的选用，原则上应根据病原菌种类及病原菌对抗菌药物敏感性，即细菌药物敏感试验的结果而定。

4. 细菌性感染的患者应在什么时间送检病原学检测？

答：临床诊断为细菌性感染的患者应在开始抗菌治疗前，及时留取相应合格标本（尤其血液等无菌部位标本）送病原学检测。

5. 临床诊断为细菌性感染的患者，在未知细菌培养及药敏结果前如何进行抗菌药物经验性选择？

答：可根据患者的感染部位、基础疾病、发病情况、发病场所、既往抗菌药物用药史及其治疗反应等推测可能的病原体,并结合当地细菌耐药性监测数据,先给予抗菌药物经验治疗。待获知病原学检测及药敏结果后,结合先前的治疗反应调整用药方案;对培养结果阴性的患者,应根据经验治疗的效果和患者情况采取进一步诊疗措施。

6. 制订抗菌药物使用方案的关键是什么?

答:综合患者病情、病原菌种类及抗菌药物特点制订抗菌治疗方案。根据病原菌、感染部位、感染严重程度和患者的生理、病理情况及抗菌药物药效学和药动学证据制订抗菌治疗方案,包括抗菌药物的选用品种、剂量、给药次数、给药途径、疗程及联合用药等。

7. 临床抗菌药物品种选择的依据是什么?

答:根据病原菌种类及药敏试验结果尽可能选择针对性强、窄谱、安全、价格适当的抗菌药物。

8. 抗菌药物经验性选择的依据是什么?

答:进行经验治疗者可根据可能的病原菌及当地耐药状况选用抗菌药物。

9. 哪些情况下抗菌药物的给药宜较大剂量?

答:治疗重症感染(如血流感染、感染性心内膜炎等)和抗菌药物不易达到的部位的感染(如中枢神经系统感染等),抗菌药物剂量宜较大(治疗剂量范围高限)。

10. 哪些情况下抗菌药物的给药宜较小剂量?

答:治疗单纯性下尿路感染时,由于多数药物尿药浓度远高于血药浓度,则可应用较小剂量(治疗剂量范围低限)。

11. 抗生素注射给药的原则是什么？

答:(1)不能口服或不能耐受口服给药的患者(如吞咽困难者)。

(2)患者存在明显可能影响口服药物吸收的情况(如呕吐、严重腹泻、胃肠道病变或肠道吸收功能障碍等)。

(3)所选药物有合适抗菌谱,但无口服剂型。

(4)须在感染组织或体液中迅速达到高药物浓度以达到杀菌作用的情况(如感染性心内膜炎、化脓性脑膜炎等)。

(5)感染严重、病情进展迅速,须给予紧急治疗的情况(如血流感染、重症肺炎等)。

(6)患者对口服治疗的依从性差。肌内注射给药时难以使用较大剂量,其吸收也受药动学等众多因素影响,因此只适用于不能口服给药的轻、中度感染者,不宜用于重症感染者。

12. 抗菌药物局部应用的原则是什么？

答:抗菌药物的局部应用宜尽量避免。皮肤黏膜局部应用抗菌药物后,很少被吸收,在感染部位不能达到有效浓度,反而易导致耐药菌产生,因此治疗全身性感染或脏器感染时应避免局部应用抗菌药物。

13. 必要情况下可以局部应用抗菌药物的情况是什么？

答:抗菌药物的局部应用只限于以下少数情况。

(1)全身给药后在感染部位难以达到有效治疗浓度时,加用局部给药作为辅助治疗(如治疗中枢神经系统感染时某些药物可同时鞘内给药,包裹性厚壁脓肿脓腔内注入抗菌药物等)。

(2)眼部及耳部感染的局部用药等。

(3)某些皮肤表层及口腔、阴道等黏膜表面的感染可采用抗菌药物局部应用或外用,但应避免将主要供全身应用的品种作局部用药。

14. 局部应用抗菌药物的注意事项是什么?

答:局部用药宜采用刺激性小、不易吸收、不易导致耐药性和过敏反应的抗菌药物。青霉素类、头孢菌素类等较易产生过敏反应的药物不可局部应用。氨基糖苷类等耳毒性药不可局部滴耳。

15. 抗菌药物确定给药频次的原则是什么?

答:为保证药物在体内能发挥最大药效,杀灭感染灶病原菌,应根据药动学和药效学相结合的原则给药。青霉素类、头孢菌素类和其他β-内酰胺类、红霉素、克林霉素等时间依赖性抗菌药,应一日多次给药。氟喹诺酮类和氨基糖苷类等浓度依赖性抗菌药可一日给药一次。

16. 抗菌药物确定给药疗程的原则是什么?

答:抗菌药物疗程因感染不同而异,一般宜用至体温正常、症状消退后72~96h,有局部病灶者须用药至感染灶控制或完全消散。但血流感染、感染性心内膜炎、化脓性脑膜炎、伤寒、布鲁菌病、骨髓炎、B组链球菌咽炎和扁桃体炎、侵袭性真菌病、结核病等需较长疗程方能彻底治愈,并减少或防止复发。

17. 抗菌药物预防性应用包括哪几种情况?

答:非手术患者抗菌药物的预防性应用;围手术期抗菌药物的预防性应用;侵入性诊疗操作患者的抗菌药物的预防应用。

18. 非手术患者预防使用抗菌药物的目的是什么?

答:预防特定病原菌所导致或特定人群可能发生的感染。

19. 所有的非手术患者都应进行预防用药吗?

答:不是,预防用药只用于尚无细菌感染征象但暴露于致病菌感染的高危人群。

20. 非手术患者进行预防用药的依据是什么？

答：预防用药适应证和抗菌药物选择应基于循证医学证据。

21. 对非手术患者人群进行预防用药时应全面覆盖所有细菌及部位吗？

答：不必要，主要应针对一种或两种最可能细菌的感染进行预防用药，不宜盲目地选用广谱抗菌药或多药联合预防多种细菌多部位感染。

22. 应用于非手术患者的预防用药时限及用药原则是什么？

答：主要针对预防某一段特定时间内可能发生的感染，而非任何时间可能发生的感染。应积极纠正导致感染风险增加的原发疾病或基础状况。可以治愈或纠正者，预防用药价值较大；原发疾病不能治愈或纠正者，药物预防效果有限，应权衡利弊决定是否预防用药。

23. 哪些情况下，非手术人群原则上不应预防使用抗菌药物？

答：普通感冒、麻疹、水痘等病毒性疾病；昏迷、休克、中毒、心力衰竭、肿瘤、应用肾上腺皮质激素等患者；留置导尿管、留置深静脉导管以及建立人工气道（包括气管插管或气管切口）患者。

24. 细菌性感染的非手术高危人群抗菌药物预防用药原则是什么？

答：严重中性粒细胞缺乏（ANC≤$0.1×10^9$/L）持续时间超过 7d 的高危患者和实体器官移植及造血干细胞移植的患者，在某些情况下也有预防用抗菌药物的指征，但由于涉及患者基础疾病、免疫功能状态、免疫抑制剂等药物治疗史等诸多复杂因素，其预防用药指征及方案须参阅相关专题文献。

25. 围手术期抗菌药物的预防性应用的目的是什么?

答:主要是预防手术部位感染,包括浅表切口感染、深部切口感染和手术所涉及的器官/腔隙感染,但不包括与手术无直接关系的、术后可能发生的其他部位感染。

26. 围手术期抗菌药物的预防性应用的原则是什么?

答:围手术期抗菌药物预防用药,应根据手术切口类别、手术创伤程度、可能的污染细菌种类、手术持续时间、感染发生机会和后果严重程度、抗菌药物预防效果的循证医学证据、对细菌耐药性的影响和经济学评估等因素,综合考虑是否预防应用抗菌药物。

27. 清洁手术(Ⅰ类切口)的预防应用抗菌药物原则是什么?

答:清洁手术包括手术脏器为人体无菌部位,局部无炎症、无损伤,也不涉及呼吸道、消化道、泌尿生殖道等人体与外界相通的器官。手术部位无污染,通常无须预防应用抗菌药物。

28. 哪些情况下清洁手术(Ⅰ类切口)可以考虑预防用药?

答:(1)手术范围大、手术时间长、污染机会增加。

(2)手术涉及重要脏器,一旦发生感染将造成严重后果者,如头颅手术、心脏手术等。

(3)异物植入手术,如人工心瓣膜植入、永久性心脏起搏器放置、人工关节置换等。

(4)有感染高危因素如高龄、糖尿病、免疫功能低下(尤其是接受器官移植者)、营养不良等患者。

29. 清洁-污染手术(Ⅱ类切口)的预防应用抗菌药物原则是什么?

答:清洁-污染手术包括上、下呼吸道,上、下消化道,泌尿生殖道手术,或经以上器官的手术,如经口咽部手术、胆道手术、子宫全切除术、经直肠前列腺手术,以及开放性骨折或创伤手术等。因手术部位存在大量人体寄殖菌群,手术时可能污染手术部位导致感染,故此类手术通常须预防应用抗菌药物。

30. 污染手术(Ⅲ类切口)的预防应用抗菌药物原则是什么?

答: 污染手术包括手术涉及急性炎症但未化脓区域;胃肠道内容物有明显溢出污染;新鲜开放性创伤但未经及时扩创;无菌技术有明显缺陷如开胸、心脏按压者。因属于已造成手术部位严重污染的手术,故此类手术须预防应用抗菌药物。

31. 污秽-感染手术(Ⅳ类切口)的抗菌药物治疗原则是什么?

答: 污秽-感染手术包括有失活组织的陈旧创伤手术;已有临床感染或脏器穿孔的手术。因手术前即已开始治疗性应用抗菌药物,术中、术后继续,此时使用的抗菌药物不属于预防用药范畴。

32. 围手术期抗菌药物品种选择的原则是什么?

答: (1)根据手术切口类别、可能的污染菌种类及其对抗菌药物敏感性、药物能否在手术部位达到有效浓度等综合考虑。

(2)选用对可能的污染菌针对性强、有充分的预防有效的循证医学证据、安全、使用方便及价格适当的品种。

(3)应尽量选择单一抗菌药物预防用药,避免不必要的联合使用。预防用药应针对手术路径中可能存在的污染菌。如心血管、头颈、胸腹壁、四肢软组织手术和骨科手术等经皮肤的手术,通常选择针对金黄色葡萄球菌的抗菌药物。结肠、直肠和盆腔手术,应选用针对肠道革兰氏阴性菌和脆弱拟杆菌等厌氧菌的抗菌药物。

(4)不应随意选用广谱抗菌药物作为围手术期预防用药。

33. 头孢菌素过敏者,在围手术期抗菌药物可以使用什么药物?

答:针对革兰氏阳性菌可用万古霉素、去甲万古霉素、克林霉素;针对革兰氏阴性杆菌可用氨曲南、磷霉素或氨基糖苷类。

34. 心脏人工瓣膜置换术、人工关节置换术等对某些手术部位感染会引起严重后果者,若术前发现有耐甲氧西林金黄色葡萄球菌(MRSA)定植的可能或者该机构MRSA发生率高,可选择哪些抗菌药物?

答:可选用万古霉素、去甲万古霉素预防感染,但应严格控制用药持续时间。

35. 可以选用广谱抗菌药物作为围手术期预防用药吗?

答:不可以,鉴于国内大肠埃希菌对氟喹诺酮类药物耐药率高,应严格控制氟喹诺酮类药物作为外科围手术期预防用药。

36. 围手术期抗菌药物的主要给药途径是什么?

答:围手术期抗菌药物给药途径大部分为静脉输注,仅有少数为口服给药。

37. 围手术期患者的给药时间的范围是什么?

答:静脉输注应在皮肤、黏膜切开前0.5～1h内或麻醉开始时给药,在输注完毕后开始手术,保证手术部位暴露时局部组织中抗菌药物已达到足以杀灭手术过程中沾染细菌的药物浓度。万古霉素或氟喹诺酮类等由于须输注较长时间,应在手术前1～2h开始给药。

38. 抗菌药物在围手术期的药效应维持多长时间?

答:抗菌药物药效的有效覆盖时间应包括整个手术过程。

39. 患者围手术期的给药频次是多少?

答:手术时间较短(<2h)的清洁手术术前给药一次即可。如手术时间超过3h或超过所用药物半衰期的2倍,或成人出血量超过1500mL,术中应追加一次。

40. 各类手术的预防用药时间是多少?

答:清洁手术的预防用药时间不超过24h,心脏手术可视情况延长至48h。清洁-污染手术和污染手术的预防用药时间亦为24h,污染手术必要时延长至48h。

41. 围手术期过度延长用药时间有什么不良后果?

答:过度延长用药时间不仅不能进一步提高预防效果,且预防用药时间超过48h,耐药菌感染机会增加。

42. 在循证医学指导下,围手术期的特殊诊疗操作推荐预防应用哪些抗菌药物?

答:主要推荐第一代头孢菌素主要为头孢唑林,第二代头孢菌素主要为头孢呋辛。

43. 医疗机构对抗菌药物临床应用情况有哪些监测?

答:应每月对院、科两级抗菌药物临床应用情况开展调查。内容包括以下项目。

(1)住院患者抗菌药物使用率、使用强度和特殊使用级抗菌药物使用率、使用强度。

(2)I类切口手术抗菌药物预防使用率和品种选择,给药时机和使用疗程合理率。

(3)门诊抗菌药物处方比例、急诊抗菌药物处方比例。

(4)抗菌药物联合应用情况。

(5)感染患者微生物标本送检率。

(6)抗菌药物品种、剂型、规格、使用量、使用金额,抗菌药物占药品总费用的比例。

(7)分级管理制度的执行情况。

(8)其他反映抗菌药物使用情况的指标。

(9)临床医师抗菌药物使用合理性评价。

44. 抗菌药物管理工作组包括医疗机构的哪些部门?

答:医疗机构应由医务、感染、药学、临床微生物、医院感染管理、信息、质量控制、护理等多学科专家组成抗菌药物管理工作组,多部门、多学科共同合作,各部门职责、分工明确,并明确管理工作的牵头单位。

45. 加强病原微生物检测工作,提高病原学诊断水平在临床工作中的意义是什么?

答:医师根据临床微生物标本检测结果合理选用抗菌药物,因此需要不断提高微生物标本尤其无菌部位标本的送检率和标本合格率,重视临床微生物(科)室规范化建设,提高病原学诊断的能力、效率和准确性。促进目标治疗、减少经验治疗,以达到更有针对性的治疗目的。

46. 掌握细菌耐药情况有什么临床意义?

答:医疗机构、地区和全国性的细菌耐药监测有助于掌握临床重要病原菌对抗菌药物的敏感性,为抗感染经验治疗、耐药菌感染防控、新药开发以及抗菌药物的遴选提供依据。

47. 针对细菌耐药,各部门应展开哪些临床监测?

答:医疗机构的临床微生物(科)室应对本医疗机构常见病原微生

物(重点为细菌)的耐药性进行动态监测,在机构内定期公布监测数据并检测数据,定期报送地区和全国细菌耐药监测网。临床微生物(科)室应按照所在机构细菌耐药情况,设定重点监测耐药菌,定期向临床科室发布耐药警示信息,并与抗菌药物管理工作组和医院感染管理科协作开展预防控制工作。抗菌药物临床应用管理工作组应根据本机构监测结果提出各类病原菌感染治疗的抗菌药物品种选择建议,优化临床抗菌药物治疗方案。

48. 在防治耐药菌的医院感染方面,应完善哪些工作内容?

答: 医院感染是影响抗菌药物过度使用与细菌耐药性增长恶性循环的重要因素。抗菌药物管理工作组应与医院感染管理科密切合作,制定手术部位感染、导管相关血流感染、呼吸机相关肺炎、导尿管相关尿路感染等各类医院感染的预防制度,纠正过度依赖抗菌药物预防感染的理念和医疗行为。通过加强全院控制感染的环节管理,如手卫生管理、加强无菌操作、消毒隔离和耐药菌防控、缩短术前住院时间、控制基础疾病、纠正营养不良和低蛋白血症、控制患者术中血糖水平、重视手术中患者保温等综合措施,降低医院感染的发生率,减少抗菌药物过度的预防应用。

49. 药敏试验报告中S、I、R指的是什么?

答: S是指细菌对抗菌药敏感,使用常规剂量时的平均血浓度超过MIC(最小抑菌浓度)5倍以上,用常规剂量通常有效;I是指细菌对抗菌药中度敏感,常规剂量时平均血浓度等于或略高MIC,需用高剂量或对体内药物浓缩部位的感染可能有效;R是指细菌对某种抗菌药耐药,药物对细菌的MIC高于应用常规剂量时的血浓度,应用常规剂量治疗通常无效。

50. 细菌药敏试验测定方法是什么?

答: 将含有一定量抗菌药的纸片贴在涂有细菌的琼脂平板表面,

35℃培养过夜,测量纸片周围抑菌圈的大小确定细菌对药物的敏感性,抑菌圈越大敏感性越高。不同细菌对不同抗菌药敏感性的判定标准不同,例如头孢噻肟对肠杆菌科细菌的抑菌圈≤14mm 为 R,15～22mm 为 I,≥23mm 为 S;苯唑西林对金黄色葡萄球菌抑菌圈≤10mm 为 R,11～12mm 为 I,≥13mm 为 S。

51. 药敏试验中,测试抗菌药物的品种是如何选定的?

答:临床常用抗菌药有近200种,药敏试验中没必要也不可能包括每种抗菌药。所测试的抗菌药纸片的种类是根据各类细菌对抗菌药的敏感性及临床可能选用的药物而确定的,同类药物通常只选择1～2个代表品种。如测定葡萄球菌属的药敏试验应包括苯唑西林、青霉素、红霉素、克林霉素、复方磺胺甲噁唑和万古霉素;此外可根据情况增加其他品种如氯霉素、环丙沙星、庆大霉素、利福平和呋喃妥因等。

52. 为什么肠球菌属细菌药敏报告的测定药物这么少?

答:肠球菌属对头孢菌素类和多种抗菌药天然耐药,故药敏试验中所包括的抗菌药品种较少。

53. 细菌对多种抗菌药物敏感时,如何选择最有效的药物?

答:应根据感染部位、病情严重程度、药物的抗菌作用及药动学特点选择抗菌药。

54. 是否所有阳性培养均有临床意义?

答:并非所有阳性培养都是真正的病原菌,原因可能有以下两种。

(1)所报告细菌为污染菌,细菌培养结果的临床意义大小与所取标本有关,如为关节液、胸腔积液、血液等无菌标本则临床意义较大,但即使血培养阳性也可能为污染菌,据报道单次血培养凝固酶阴性葡萄球菌、草绿色链球菌、肠球菌阳性,污染可能性分别为85%、52%、22%。某些标本易受污染如痰标本易于受咽喉部携带菌的污染,尿培养易受下尿道、尿道口寄居菌污染。

(2)可能为应用抗菌药后的菌群交替,特别是原为复数菌感染时,针对优势菌治疗一段时间后可能非优势上升为优势菌,广谱抗菌药治疗后可能出现真菌感染,故使用抗菌药时间较长的感染,疗程中须复查细菌培养。此外影响临床疗效的因素很多,据报道药敏试验结果与临床疗效的符合率约为70%,因此细菌培养及药敏试验报告只能作为临床用药的参考,应根据患者用药后的治疗反应和临床病情调整用药。

55. 葡萄球菌属细菌检验结果的解释和应用包括哪些?

答:由于葡萄球菌在人体皮肤及黏膜广泛定植,当临床标本中分离到葡萄球菌时,首先要进行正确的菌种鉴定,再根据标本类型、细菌生长情况等因素综合判断是感染菌还是污染菌。

56. 治疗葡萄球菌引起的感染,主要依据哪类抗生素敏感性治疗?

答:治疗葡萄球菌引起的感染,主要依据苯唑西林的敏感性。对于苯唑西林敏感的葡萄球菌感染,首选耐酶青霉素和一代头孢菌素,其疗效优于万古霉素。对于苯唑西林耐药的葡萄球菌感染,可依据药敏试验结果选择万古霉素、头孢洛林、达托霉素、利奈唑胺等抗菌药物,可联合应用利福平或庆大霉素。

57. 肠杆菌属细菌检验结果的解释和应用包括哪些?

答:从血液、脑脊液及胆汁等无菌体液中分离出肠球菌,可以认为是致病菌。从尿液标本中培养出的肠球菌且菌落计数$\geq 10^5$也具有临床意义。从痰液、粪便标本中分离出肠球菌一般无须报告,但是生长纯度达到90%以上须报告。

58. 治疗肠球菌属引起的感染,主要依据哪类抗生素敏感性治疗?

答:对于肠球菌属细菌感染的治疗,主要依据青霉素(或氨苄西林)

的敏感性。青霉素敏感,可预报其对氨苄西林、阿莫西林、氨苄西林/舒巴坦、阿莫西林/克拉维酸、哌拉西林、哌拉西林/他唑巴坦和亚胺培南敏感。首选的治疗方案是青霉素(或氨苄西林)+氨基糖苷类抗菌药物。如果感染的肠球菌对青霉素(或氨苄西林)耐药,则可选用万古霉素、利奈唑胺、替考拉宁、达托霉素、替加环素等药物进行治疗。

59. 对引起单纯性下尿路感染(如膀胱炎)的大肠埃希菌,应选择什么药物?

答:对引起单纯性下尿路感染(如膀胱炎)的大肠埃希菌,宜选药物是呋喃妥因、复方新诺明、氟喹诺酮类和口服头孢类抗菌药物。对于复杂性尿路感染的治疗,首选药物为阿莫西林克拉维酸钾、氨苄西林舒巴坦、二代或三代头孢菌素、氟喹诺酮类等。需要注意的是,在我国大多数教学医院里大肠埃希菌对氟喹诺酮类药物的耐药率超过50%,因此必须根据细菌药敏试验结果选用抗菌药物。

60. 窄食单胞菌属细菌检验结果的解释和应用包括哪些?

答:窄食单胞菌属细菌广泛存在于自然环境中,也可定居于人的呼吸道和肠道内,为条件致病菌,尤其是在特定患者群体中;如囊性纤维化患者分离到嗜麦芽窄食单胞菌应予以重视。嗜麦芽窄食单胞菌对多种抗菌药物天然耐药,包括碳青霉烯类抗菌药物,治疗首选复方新诺明、次选替卡西林/克拉维酸,可能有效的药物有米诺环素、替加环素、环丙沙星、莫西沙星、头孢他啶。替卡西林/克拉维酸+环丙沙星、替卡西林/克拉维酸+复方磺胺甲噁唑在体外有协同作用。

61. 铜绿假单胞菌检验结果的解释和应用包括哪些?

答:铜绿假单胞菌可能与定植或临床感染相关。从身体无菌部位,如血液、胸膜液、关节腔、烧伤患者皮肤分泌物分离出的铜绿假单胞菌,通常认为是感染菌;而从混合培养物中分离出铜绿假单胞菌,需要结合涂片染色、临床病史、细菌的数量和纯度来综合判断是否具有临床意义。革兰氏染色对培养结果的解释具有指导价值,染色发现一小群革兰氏阴性杆菌周围有透明的物质包绕,表示可能有生物膜形成且伴有慢性感染,发现这种结果时应及时通知临床医生并延长培养时间。镜检发现该菌存在于多形核细胞内,则证明是感染而不是定值。

62. 常见的非发酵的革兰氏阴性菌属包括哪些?

答:假单胞菌属、不动杆菌属、产碱杆菌属、黄杆菌属、窄食单胞菌属、伯克霍尔德菌属、莫拉菌属和军团菌属是临床标本中常见的8个菌属。

参考文献

《医院隔离技术标准》WS/T 311—2023

《医院感染监测标准》WS/T 312—2023

《碳青霉烯类耐药肠杆菌预防与控制标准》WS/T 826—2023

《口腔综合治疗台水路清洗消毒技术规范》T/WSJD 40—2023

《注射相关感染预防与控制》T/CNAS 32—2023

《医务人员手卫生规范》WS/T 313—2019

《医疗机构门急诊医院感染管理规范》WS/T 591—2018

《医院感染预防与控制评价规范》WS/T 592-2018

《口腔综合治疗台用水微生物标准》DB12/T 804—2018

《重症监护病房医院感染预防与控制规范》WS/T 509—2016

《医院感染暴发控制指南》WS/T 524—2016

《临床微生物学检验样本的采集和转运》WS/T 640-2018

《医院消毒供应中心 第1部分:管理规范》WS 310.1—2016

《医院消毒供应中心 第2部分:清洗消毒及灭菌技术操作规范》WS 310.2-2016

《医院消毒供应中心 第3部分:清洗消毒及灭菌效果监测标准》WS 310.3-2016

《口腔器械消毒灭菌技术操作规范》WS 506—2016

《软式内镜清洗消毒技术规范》WS 507—2016

《血液透析及相关治疗用水》YY 0572—2015

《医务人员鼻前庭卫生规范》DB 12/T 551—2014

《医院消毒卫生标准》GB 15982—2012

《医疗机构消毒技术规范》WS/T 367—2012

《医用防护口罩技术要求》GB 19083—2010

《血源性病原体职业接触防护导则》GBZ/T 213—2008

《医疗废物分类目录(2021年版)》,国家卫生健康委,2021年

《临床护理管理质量标准执行手册(第六版)》,天津市护理质控中心,2020年12月

《中医医疗技术相关性感染预防与控制指南(试行)》,国家中医药管理局办公室,国家卫生计生委办公厅,2017年

《血液透析中心基本标准和管理规范(试行)》,国家卫生计生委,2016年

《抗菌药物临床应用指导原则(2015年版)》,国家卫生计生委办公厅,国家中医药管理局办公室,解放军总后勤部卫生部药品器材局,2015年

《中华人民共和国传染病防治法》,全国人大常委会,2004年修订,2013年修正

《多重耐药菌医院感染预防与控制技术指南(试行)》,中华人民共和国卫生部,2011年

《导尿管相关尿路感染预防与控制技术指南(试行)》,中华人民共和国卫生部,2010年

《外科手术部位感染预防与控制技术指南(试行)》,中华人民共和国卫生部,2010年

《医院感染诊断标准(试行)》,中华人民共和国卫生部,2001年